中医诊断学

彩色图解

任 健 主编

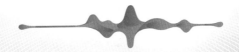

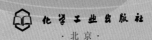
化学工业出版社

·北京·

内容简介

本书以全国中医药行业高等教育"十三五"规划教材和教学大纲为蓝本，结合中医相关资格类考试的要求，对中医诊断学中的内容要点进行了梳理。突出"以诊断思维培养促进知识技能提升"，充分融合思维导图、知识技能简表及临床图片等方式，通过"学习脉络图"和"思维结构图"，指导学习者掌握学习路径及构建诊断思维。采用构架图、路径图、流程图等将重点和难点内容的认知过程层层解析，以帮助学生系统掌握。本书适用于中医学及相关专业医学生学习、备考复习，同时可供中医爱好者学习入门中医诊断学。

图书在版编目（CIP）数据

中医诊断学彩色图解 / 任健主编 . 北京：化学工业出版社，2021.1（2022.8重印）
ISBN 978-7-122-37899-6

Ⅰ.①中… Ⅱ.①任… Ⅲ.①中医诊断学 – 图解
Ⅳ.① R241-64

中国版本图书馆 CIP 数据核字（2020）第 195358 号

责任编辑：陈燕杰　　　　　　　　　　加工编辑：赵爱萍
责任校对：王佳伟　　　　　　　　　　装帧设计：王晓宇

出版发行：化学工业出版社
　　　　　（北京市东城区青年湖南街13号　邮政编码100011）
印　　装：凯德印刷（天津）有限公司
889mm×1194mm　1/32　印张8³/₄　字数246千字
2022年8月北京第1版第3次印刷

购书咨询：010-64518888
售后服务：010-64518899
网　　址：http：//www.cip.com.cn
凡购买本书，如有缺损质量问题，本社销售中心负责调换。

定　　价：46.00元

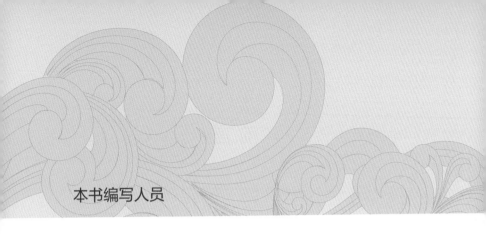

本书编写人员

主　　编　任　健

副主编　陈　宇　申应涛

编写人员

　　　　　任　健　陈　宇　申应涛　周　群　马　剑　牛　蔚
　　　　　田　琪　李少波　徐　岩　冯　晔

前 言

中医诊断学是基于中医学理论，研究如何运用诊断的基础理论、基本知识、基本技能和中医思维进行诊断的一门学科，是为中医学、针灸推拿学、中西医结合医学等专业学生从中医基础课程过渡到中医临床课程学习的一门必修课程，也是国家执业医师资格考试（中医）、硕士研究生入学综合考试、全国卫生专业技术资格考试的考试课程。但中医诊断学的内容繁杂，包含从病情资料获取到分析判断的一系列知识、理论和技能，在学习上存在知识点多、技能要求多及思考分析难等困难。因此，为了帮助学习者实现高效的学习和深刻掌握，本书以全国中医药行业高等教育"十三五"规划教材和教学大纲为蓝本，结合各种资格类考试的要求，对中医诊断学中的要点进行了梳理，充分融合思维导图、知识技能简表及临床图片等方式进行介绍，体现了"以诊断思维培养促进知识技能提升"的编写思路。

本书的编写体例上，在每章开篇通过"学习脉络图"和"思维结构图"，指导学习者总体把握内容、了解学习路径及诊断思维构建。需要掌握的内容均用图表的形式进行精简提炼后展现，以帮助学生系统掌握。

本书内容主要有以下三个特点。一是思路构建为先导，突出用中医思维学习、分析、判断及应用，为开启中医临床医疗夯实基础；二是化繁为简为主体，将中医诊断学复杂枯燥的内容形象化、结构化，用构架图、路径图、流程图等将重点和难点内容的认知过程层层解析，让学习更为深刻和简单；三是版式新颖，便于阅读，改变教辅用书刻板的形象，使形式更好地为内容服务，增加学习的实用性和体验性。

本书适合于中医学类专业或相关专业医学生在校学习、备考复习之用，同时也可作为中医爱好者的学习参考书。衷心感谢为本书病例图片及表格设计提供帮助的周群（禹城市人民医院）、牛蔚、冯晔、李少波、徐岩、田琪。由于作者水平有限，书中可能存在疏漏不足之处，敬请指正，不胜感激。

任　健

于　山东中医药大学

2020年11月14日

目录

绪论

  中医诊断学是根据中医学的理论，研究中医怎么去诊察病情，怎么去判断病证的一门课程。它是中医学的基础理论与临床各科之间的桥梁，是中医学专业课程体系中的主干课程。学好本课程，不仅为后续学习中医内科学、中医外科学等中医临床课程奠定了良好的基础，也为将来临床实践打下扎实的中医功底。所以，中医诊断学是一门很重要、很实用的课程，在中医学中占有相当重要的地位。

学习脉络图

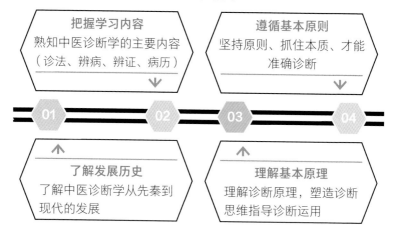

把握学习内容
熟知中医诊断学的主要内容
（诊法、辨病、辨证、病历）

遵循基本原则
坚持原则、抓住本质、才能
准确诊断

了解发展历史
了解中医诊断学从先秦到
现代的发展

理解基本原理
理解诊断原理，塑造诊断
思维指导诊断运用

思维结构图

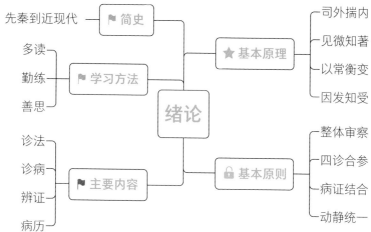

先秦到近现代 —— 简史

多读
勤练 —— 学习方法
善思

诊法
诊病 —— 主要内容
辨证
病历

绪论

基本原理
- 司外揣内
- 见微知著
- 以常衡变
- 因发知受

基本原则
- 整体审察
- 四诊合参
- 病证结合
- 动静统一

一、中医诊断学的主要内容

中医诊断学主要包括诊法、诊病、辨证和病案四个方面的内容。

```
主要内容
├─ 诊法
│   ├─ 望诊，医生运用视觉观察患者的神、色、形、态、舌象、头面、五官、四肢、二阴、皮肤以及运用视觉观察患者的神、色、形、态、舌象、头面、五官、四肢、二阴、皮肤以及排出物等
│   ├─ 闻诊，运用听觉诊察患者的语言、呼吸、咳嗽、呕吐、暖气、肠鸣等声音，以及运用嗅觉嗅患者发出的异常气味，排出物的气味
│   ├─ 问诊，是医生询问患者有关疾病的情况，自觉症状、既往病史、生活习惯等
│   ├─ 切诊，是医生用手触按患者的脉搏和肌肤、手足、胸腹、腧穴等部位
│   └─ 症
│       ├─ 体征，是患者的客观异常表现，如舌红苔黄、脉数等
│       └─ 症状，是患者的主观异常感觉，如头痛、咳嗽等
├─ 诊病
│   ├─ 是在中医学理论指导下，综合分析四诊资料，对疾病的病种作出判断
│   ├─ 病名，是对该疾病全过程的特点与规律所作的概括总结与抽象
│   └─ 疾病可表现为若干相关的症状和不同阶段相应的证候
├─ 辨证
│   ├─ 辨证是对疾病所处一定阶段的本质的认识，是中医诊断的中心环节
│   └─ 证，是指疾病过程中，某一阶段病因、病位、病性、病势的病理概括，是疾病这一阶段的本质反映，主要矛盾
└─ 病案，是对患者的病情、病史、诊断和治疗等情况的翔实记录
```

二、中医诊断的基本原理

中医诊断学的基本原理有四个：司外揣内、见微知著、以常衡变、因发知受。

司外揣内	见微知著	以常衡变	因发知受
通过诊察其外部的征象，便有可能测知内在的变动情况	机体局部包含整体生理、病理信息，通过局部微小的变化，可以测知整体的情况	在认识正常的基础上，辨别、发现太过、不及的异常变化	根据疾病的表现，推求发病的原因和发病的机制

三、中医诊断学基本原则

原则即在诊病的过程中必须要遵守的基本法则。中医诊断的原则主要体现在四个方面。

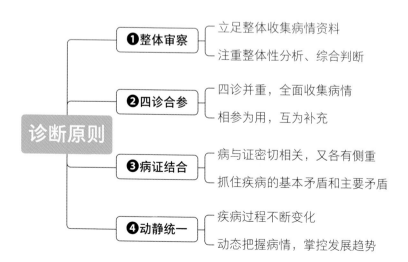

诊断原则

❶整体审察
— 立足整体收集病情资料
— 注重整体性分析、综合判断

❷四诊合参
— 四诊并重，全面收集病情
— 相参为用，互为补充

❸病证结合
— 病与证密切相关，又各有侧重
— 抓住疾病的基本矛盾和主要矛盾

❹动静统一
— 疾病过程不断变化
— 动态把握病情，掌控发展趋势

四、中医诊断学的发展简史

在中医诊断学发展过程中发挥了重要作用的历代医家著作如下。

医家或著作	贡献
《阴阳脉死候》	现存最早诊断专书
《黄帝内经》	论述了主要的诊法；外内相参整体观；辨证基础及病证结合
《难经》	用神圣工巧比喻四诊；诊脉"独取寸口"
西汉·淳于意	创立"诊籍"
东汉·张仲景《伤寒杂病论》	建立了辨证论治体系，辨证论治的创始人
西晋·王叔和《脉经》	我国现存最早的脉学专著
隋·巢元方《诸病源候论》	第一部论述病源与病候诊断的专著
南宋·施发《察病指南》	第一部诊法专著
金元四大家	李东垣重视四诊合参——李合参；朱丹溪重视从外知内——朱内外；刘河间重视辨识病机——刘病机；张从正重视症状的鉴别诊断——张鉴别
《敖氏伤寒金镜录》	我国现存的第一部舌诊专著（宋元间敖继翁著，后经元代杜清碧增补为《敖氏伤寒金镜录》）
元·危亦林《世医得效方》	危重疾病"十怪脉"
明·李时珍《濒湖脉学》	详述了27脉，是当时学医者入门书
清·温病学家	叶天士——创卫气营血辨证；吴鞠通——创三焦辨证

五、学习中医诊断学的方法

中医诊断学，是集理论性、实践性、科学性为一体的一门学科。它运用中医基本理论、基本思维和基本技能对疾病进行诊断，既有理论知识，又有实际操作，还强调运用中医的临床思维。因此，学习中医诊断学，可遵循以下学习方法。

（一）多读

即多读中医诊断相关的经典理论。中医经典是中医诊断思维的基础，必须了解、掌握《黄帝内经》《伤寒杂病论》等经典中的重要条文，紧密结合阴阳五行、精神气化、脏腑经络、病因病机等基础理论充分理解。

（二）勤练

即强化临床实践与技能训练。中医诊断学既有理论性，又有实践性。必须经过严格的临床实践训练，并主动养成严谨的学风和高尚的医德医风，才可能不断提升自己的能力和水平。

（三）善思

即在理论学习与临床实践中要善于思考，逐渐养成中医临床思维习惯。中医思维方法是中医诊断理论与临床的核心，贯穿于中医临床的全过程，亦是从感性认识到理性认识的飞跃。除了要有渊博的医学理论与知识外，还应掌握中国传统哲学思想脉络，学会观察问题、分析问题和解决问题的思维方法，避免主观、片面、机械、孤立地看待问题。

第一章

望诊

　　望诊，是指医生通过视觉对人体的全身、局部及排出物等方面进行有目的的观察，以了解健康状况，测知病情的方法。望诊的内容，包括全身望诊、局部望诊、舌诊、小儿指纹和排出物等，即凡是用眼睛能够看到的地方都属于中医望诊的内容。

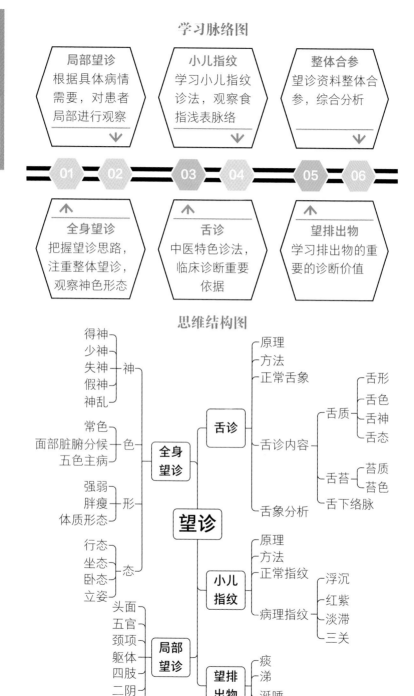

左侧：中医诊断学 彩色图解

学习脉络图

局部望诊
根据具体病情需要，对患者局部进行观察

小儿指纹
学习小儿指纹诊法，观察食指浅表脉络

整体合参
望诊资料整体合参，综合分析

01 02 03 04 05 06

全身望诊
把握望诊思路，注重整体望诊，观察神色形态

舌诊
中医特色诊法，临床诊断重要依据

望排出物
学习排出物的重要的诊断价值

思维结构图

得神 / 少神 / 失神 / 假神 / 神乱 —— 神

常色 / 面部脏腑分候 / 五色主病 —— 色

强弱 / 胖瘦 / 体质形态 —— 形

行态 / 坐态 / 卧态 / 立姿 —— 态

头面 / 五官 / 颈项 / 躯体 / 四肢 / 二阴 / 皮肤

全身望诊

望诊

舌诊
原理 / 方法 / 正常舌象
舌诊内容 —— 舌质（舌形 / 舌色 / 舌神 / 舌态）/ 舌苔（苔质 / 苔色）/ 舌下络脉
舌象分析

小儿指纹
原理 / 方法 / 正常指纹
病理指纹 —— 浮沉 / 红紫 / 淡滞 / 三关

局部望诊

望排出物
痰 / 涕 / 涎唾 / 呕吐物

第一节　全身望诊

　　全身望诊，又称整体望诊，指医生通过对患者的神气、色泽、形体及姿态等进行整体观察，借以了解机体精气的盛衰、脏腑功能的强弱，作为辨别疾病性质、推断病情预后的依据。

一、望神

（一）神的概念

　　神，是人体生命活动的总称，是对人体生命活动外在表现的高度概括。神的含义有广义、狭义之分。广义之神，即"神气"，指脏腑功能活动的外在表现；狭义之神，即"神志"，指人的意识、思维、情志活动。

（二）望神的原理和意义

　　精气是神的物质基础，而神是精气的外在表现。精、气、神三者盛则同盛，衰则同衰。望神的意义是，可以了解其精气的盛衰，判断病情的轻重和预后。

（三）望神的主要内容

1. 望神的重点

　　神是人体生命活动总的体现，具体反映于多个方面，其中观察的重点是：两目、面色、神情、体态等。

2. 神的判断

　　一般将神的表现概括为得神、少神、失神、假神及神乱五类，作为判断病情的轻重、预后的重要依据。

分类	临床表现	临床意义
得神	两目灵活，明亮有神；神志清楚，表情自然；面色红润，含蓄不露；肌肉不削，反应灵敏；语言清晰，对答如常；饮食如常	精气充盛，健康；或虽病而精气未衰，病轻浅
少神	两目晦暗，目光乏神；精神不振，思维迟钝；面色少华，色淡不荣；肌肉松软，动作迟缓；声低懒言，食欲减退	精气轻度损伤。见于素体虚弱者；或轻病、恢复期患者
失神	精亏神衰而失神：两目晦暗，瞳神呆滞；精神萎靡，意识模糊；面色无华，晦暗暴露；形体羸瘦，反应迟钝；低微断续，言语失伦；毫无食欲	精气衰败，脏腑功能衰竭。久病重病之人
	邪盛神乱而失神：神昏谵语或昏聩不语，舌謇肢厥或卒倒神昏，两手握固，牙关紧急，二便闭塞	邪气亢盛，扰乱心神；或肝风夹痰，上蒙清窍。急性危重者
假神	患者原本目光晦暗，突然浮光暴露；本已神昏，突然神识似清；本为面色晦暗，突然泛红如妆；久病卧床不起，忽思活动；本不言语，突然言语不休；久不能食，突然索食	精气极度衰竭，正气将脱，阴阳即将离决，属病危
神乱	焦虑恐惧：焦虑不安，心悸不宁，或恐惧胆怯，不敢独处一室	心胆气虚，心神失养。见于脏躁
	淡漠痴呆：神识痴呆，表情淡漠，喃喃自语，哭笑无常	忧思气结，痰浊蒙蔽心神，或先天禀赋不足。见于癫病或痴呆等

续表

分类	临床表现	临床意义
神乱	狂躁不安：病见狂妄躁动，呼笑怒骂，打人毁物，不避亲疏，甚或登高而歌，弃衣而走，妄行不休，力逾常人	暴怒化火，炼津为痰，痰火扰神。见于狂病
	猝然昏仆：表现为猝然昏仆，不省人事，口吐涎沫，口出异声，四肢抽搐，醒后如常	肝风夹痰，蒙蔽清窍，多与先天禀赋因素有关。见于痫病

二、望色

望色，是指观察人体皮肤的颜色和光泽，重点是望面部的色泽。古人把颜色分为五种，即青、赤、黄、白、黑，称为五色诊。

（一）望色的原理与意义

1. 望色、泽的意义

色，指的是青、赤、黄、白、黑的色调，反映气血的盛衰和运行情况，判断疾病的性质和部位。

泽，指的是肤色的荣润或枯槁，反映脏腑精气的盛衰，判断疾病的轻重和预后。

2. 望面色的原理

面部色泽是由气血上荣于面而成。面部血脉丰富故望面色就可以诊察脏腑气血的盛衰。

3. 面部分候脏腑（图1-1，表1-1）

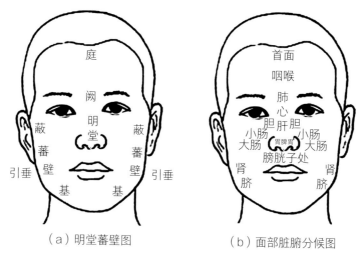

（a）明堂蕃壁图　　　（b）面部脏腑分候图

图1-1　面部分候脏腑示意图

表1-1　《灵枢·五色》面部名称及所候脏腑

面部名称		所候	面部名称		所候脏腑
现用名称	《灵枢·五色》名称		现用名称	《灵枢·五色》名称	
额	庭（颜）	首面	鼻尖	肝下（面王）	脾
眉心上	阙上	咽喉	鼻翼旁	面王以上	小肠
眉心	阙中	肺	鼻翼	方上	胃
鼻根	下极（阙下）	心	颧骨下	中央	大肠
鼻柱	直下（下极之下）	肝	颊	挟大肠	肾
鼻柱旁	肝左者	胆	人中	面王以下	膀胱、子处（胞宫）

（二）常色和病色

面色	含义	特点	分类	
常色	健康人体面部皮肤色泽	明润含蓄（黄种人：红黄隐隐）	主色	生来所有、一生基本不变的肤色
			客色	因季节、气候、昼夜等外界因素变动而发生相应变化的肤色
病色	疾病状态面部皮肤色泽	晦暗枯槁	善色	面色异常，但仍光明润泽者
			恶色	面色异常，且晦暗枯槁者

（三）五色主病

根据患者面部青、赤、黄、白、黑五色变化，以诊察疾病的方法，称为五色主病，又称"五色诊"。说明五色变化不仅可以代表不同脏腑的疾病，而且可借以推断疾病性质的寒热虚实。

五色	主病	特点	临床意义
青色	寒证、气滞、血瘀、疼痛、惊风	面色淡青或青黑	寒盛、痛剧
		面色、口唇青紫，肢凉脉微	心阳不振
		久病面色与口唇青紫	心气、心阳虚衰；肺气闭塞
		面色青黄（苍黄）	肝郁脾虚
		小儿眉间、鼻柱、唇周发青	惊风或欲作惊风之象

五色	主病	特点		临床意义
赤色	热证、戴阳证	满面通红、目赤		实热证
		午后两颧潮红		虚热证（阴虚证）
		颧赤泛红如妆、游移不定		戴阳证
黄色	脾虚、湿证	面色萎黄（黄而枯槁无光）		脾胃气虚
		面黄虚浮（黄胖）		脾虚湿蕴
		面目一身俱黄	黄而鲜明如橘皮	黄疸（阳黄）
			黄而暗如烟熏色	黄疸（阴黄）
白色	虚证、寒证、失血、夺气	面色淡白无华，唇、舌色淡		气血不足或失血患者
		面色㿠白		阳虚证
		面色㿠白虚浮		阳虚水泛
		面色苍白		脱血、亡阳、阴寒内盛
黑色	肾虚、寒证、水饮、血瘀、疼痛	面色黧黑晦暗		肾阳亏虚
		面色黑而干焦		肾阴亏虚
		眼眶周围发黑		肾虚水饮或寒湿带下
		面色黧黑，肌肤甲错		瘀血

三、望形

望形，指通过观察形体的强弱、胖瘦及体质形态来诊查病情的方法。

（一）望形的原理与意义

五体（筋、脉、肉、皮、骨）和五脏有密切的关系，即肺合皮毛、脾合肌肉、心合脉、肝合筋、肾合骨。五体依赖五脏精气的充养，故观察患者的形体特点，可了解五脏精气的盛衰。

（二）望形的内容

1. 形体强弱

形体强弱包括两个方面，身体强壮和身体衰弱。身体的强弱要从肌肉、骨骼、皮毛三个方面进行判断。

分类	肌肉	骨骼	皮毛	临床意义
体强 （身体强壮）	肌肉充实	骨骼健壮	皮肤毛发润泽	气血旺盛，脏腑坚实
体弱 （身体衰弱）	肌肉消瘦	骨骼细小	肌肤毛发干枯	气血不足，脏腑脆弱

2. 形体胖瘦

形体胖瘦包括肥胖和消瘦两方面内容。胖分为形气有余和形盛气虚两种；瘦常见中焦火炽、中气虚弱、阴虚内热、脏腑精气衰竭等情况。

分类	类型	表现
肥胖	形气有余	体胖能食，肌肉坚实，神旺有力
肥胖	形盛气虚	体胖食少，肉松皮缓，神疲乏力
消瘦	中焦火炽	形瘦食多
消瘦	中气虚弱	形瘦食少，便溏，舌淡
消瘦	阴虚内热	消瘦伴五心烦热、潮热盗汗
消瘦	脏腑精气衰竭	久病卧床不起，骨瘦如柴

3. 体质形态

中医体质学说具有丰富的内容，有多种代表性的分类法。按体形体质分类，一般可以分为阴脏人、阳脏人和阴阳和平之人三种。阴脏人阴偏盛、阳脏人阳偏盛、平脏人阴阳平衡。

分类	体形	特点
阴脏人	偏于矮胖，头圆颈粗，喜热恶凉，身体姿势多后仰	阳气较弱而阴气偏旺，患病易从阴化寒
阳脏人	偏于瘦长，头长颈细，喜凉恶热，身体姿势多前屈	阴气较亏而阳气偏旺，患病易从阳化热
阴阳和平之人	介于阴脏人和阳脏人两者之间	阴阳平衡，气血调匀，无寒热喜恶之偏

四、望态

望态，指通过观察患者的动静姿态和异常动作以诊察病情的方法。

（一）望态诊病的原理及意义

患者的动静姿态、体位动作与机体的阴阳气血的消长和寒热虚实变化关系密切。

（二）望态的内容

望态的一般诊断规律是动、强、仰、伸者多属阳、热、实证；静、弱、俯、屈者，多属阴、寒、虚证。

1. 动静姿态

疾病状态下，常表现出肢体动静失调，或不能运动，或处于强迫、被动、护持等特殊姿态。

姿态	临床表现	临床意义
坐形	坐而仰首	哮病、肺胀，或痰饮停肺、肺气壅滞
	坐而喜俯，少气懒言	气虚体弱
	但坐不卧，卧则咳逆	肺气壅滞，或心阳不足，水气凌心
	但卧不能坐，坐则眩晕，不耐久坐	肝阳化风，或气血俱虚、夺气脱血
	坐卧不安	烦躁，或腹满胀痛
	坐时常以手抱头，头倾不能昂，凝神直视	精神衰败
卧式	卧时常喜向内，喜静懒动，身重不能转侧	阴证、寒证、虚证
	卧时常喜向外，躁动不安，身轻自能转侧	阳证、热证、实证
	仰卧伸足，掀去衣被	实热证
	蜷卧缩足，喜加衣被	虚寒证
立姿	行走站立不稳，如坐舟车，不能自持	肝风内动或气血亏虚
	不耐久立，立则常欲倚物支撑	气血虚衰
	坐立之时常以手扪心，闭目蹙额	心虚怔忡
	以手护腹，俯身前倾者	腹痛
行态	手护腰，弯腰，转摇不便，行动艰难	腰腿病
	行走之际，突然止步不前，以手护心，不敢行动	真心痛
	行走时身体震动不定	肝风内动，或筋骨虚损

2. 异常动作

患者的动静姿态和疾病关系密切，不同的疾病可产生不同的病态，观察患者肢体的异常动作有助于疾病的诊断。风主动，善行而数变，风气通于肝，所以形体的异常动作，常与风和肝有关。

动作	具体表现	临床意义
颤动	睑、面、唇、指、趾不时颤抖或振摇不定，不能自主	外感热病、动风先兆或筋脉失养
手足蠕动	手足时时瘈动，动作迟缓无力	脾胃气虚，气血生化不足，筋脉失养，或阴虚动风
手足拘急	手足筋肉挛急不舒，屈伸不利	寒邪凝滞或气血亏虚，筋脉失养
四肢抽搐	四肢筋脉挛急与弛张间作，舒缩交替，动作有力	肝风内动，筋脉拘急
角弓反张	颈项强直，脊背后弯，反折如弓	肝风内动，筋脉拘急；热极生风，破伤风，马钱子中毒
循衣摸床，撮空理线	神志不清，不自主地伸手抚摸衣被、床沿，或伸手向空，手指时分时合	病重失神
猝然跌倒	猝然昏仆，不省人事，伴半身不遂，口眼㖞斜	中风病
	猝倒神昏，口吐涎沫，四肢抽搐，醒后如常	痫病
舞蹈病状	儿童手足伸屈扭转，挤眉眨眼，努嘴伸舌，状似舞蹈，不能自制	先天禀赋不足或气血不足，风湿内侵

第二节　局部望诊

局部望诊是在全身望诊的基础上，根据病情和诊断的需要，对患者的某些局部进行深入、细致地观察，以测知病情的一种诊察方法。人体任何一个局部都是整体的一部分，都与内脏有密切的联系。所以，对局部进行望诊，既能诊断局部相应具体的疾病，同时也有助于了解整体的病变。

一、望头面

主要观察的是头部形态、囟门、面部以及头发的情况。

（一）望头

对于头部的观察，主要是大小、外形和囟门。

1. 头形

头的大小测量，是用卷尺从双眉上方，通过枕骨粗隆绕头一周。新生儿头围一般为34cm，随着年龄的增长头围也随之有相应的变化，6个月时约42cm，1周岁时约45cm，2周岁时约47cm，3周岁时约48.5cm，5岁以后接近成人。

分类	临床表现	意义
头大	头颅增大，颅缝开裂，颜面较小，智力低下	先天不足，肾精亏损，水液停聚于脑
头小	头颅狭小，头顶尖圆，颅缝早合，智力低下	肾精不足，颅骨发育不良
方颅	前额左右突出，头顶平坦，颅呈方形	肾精不足或脾胃虚弱

2. 囟门

囟门是婴幼儿颅骨接合处尚未完全闭合所形成的骨间隙，分为前囟和后囟。前囟门为菱形，在出生后12个月到18个月闭合；后囟门呈三角形，在出生后4～6个月闭合。囟门的异常包括囟填、囟陷和解颅三项内容。

分类	临床表现	意义
囟填	囟门突起	多属实证，热邪炽盛，或颅内水液停聚，或脑髓有病
囟陷	囟门凹陷	多属虚证，吐泻伤津，气血不足和先天肾精亏虚，脑髓失充
解颅	囟门迟闭，骨缝不合	先天肾精不足，或后天脾胃虚弱，发育不良的表现，多见于佝偻病患儿

（二）望发

头发的生长与肾气和精血的盛衰关系密切，故望发可以诊察肾气的强弱和精血的盛衰。正常人的头发有三个特点，黑、密、泽。即中国人的头发正常情况下应该是黑色的，而且头发要比较多，还要有光泽。

分类	临床表现		临床意义
色泽	发黄干枯，稀疏易落		精血不足
	小儿头发稀疏黄软，生长迟缓		先天不足，肾精亏损
	青壮年白发（少白头）	伴耳鸣、腰酸	肾虚
		伴失眠健忘	劳神伤血
	小儿发结如穗，枯黄无泽		疳积病

续表

分类	临床表现		临床意义
脱发	头发突然呈片状脱发，显露圆形或椭圆形光亮头皮（斑秃）		血虚受风
	发稀而细易脱，质脆易断		肾虚，精血不足
	青壮年头发稀疏易落	兼眩晕、健忘、腰膝酸软	肾虚
		兼头皮发痒、多屑、多脂	血热化燥

（三）望面部

望面部应从色泽、形态入手，此处重点观察颜面的形态异常。

面形	临床表现	临床意义
面肿	面部浮肿，皮色不变	水肿病
	颜面红肿，色如涂丹，焮热疼痛（抱头火丹）	风热火毒上攻
	头肿大如斗，面目肿盛，目不能开（大头瘟）	天行时疫，毒火上攻
腮肿	一侧或两侧腮部以耳垂为中心肿起，边缘不清，按之有柔韧感及压痛（痄腮）	外感温毒之邪
	颐颔部肿胀疼痛，张口受限，伴有寒热者（发颐、托腮痛）	阳明热毒上攻
面削颧耸（面脱）	面部肌肉消瘦，两颧高耸，眼窝、颊部凹陷	气血虚衰，脏腑精气耗竭

面形	临床表现	临床意义
口眼喝斜（面瘫）	单见口眼喝斜，患侧面肌弛缓，肌肤不仁，额纹消失，鼻唇沟变浅，目不能合，口不能闭，不能皱眉鼓腮，口角下垂偏向健侧（口僻）	风邪中络
	口眼喝斜兼半身不遂	肝阳化风，风痰阻闭经络
惊恐貌	面部呈现惊悚恐惧的表现，常因闻高声或见水时而引发	狂犬病
苦笑貌	面部呈现无可奈何的苦笑样	破伤风

二、望五官

（一）望目

　　目为肝之窍，心之使，五脏六腑之精气皆上注于目，因而目与五脏六腑皆有密切联系。古人将目的不同部位分属于五脏（五轮学说）（图1-2），故通过眼睛不同部位的变化，可以诊断相应内脏的疾病。其中，瞳仁属肾为水轮；黑睛属肝为风轮；白睛属肺为气轮；胞睑属脾为肉轮；两眦血络属心为血轮。

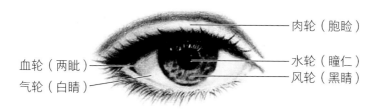

图1-2　五轮学说示意图

1. 目色

正常人眼睑内及两眦红润，白睛色白，黑睛褐色或棕色，角膜无色透明。异常改变的眼睛颜色，也不外乎五色。

		临床表现	临床意义
目色	赤	白睛发红	肺火
		两眦赤痛	心火上炎
		睑缘赤烂	脾经湿热
		全目赤肿	肝经风热上攻
	白	目眦淡白	血虚、失血
	黄	白睛发黄	黄疸
	黑	目眶色黑，伴肌肤甲错	肾虚水泛，或寒湿下注
		目眶周围色黑	肾虚水泛或寒湿下注
	混浊	黑睛灰白混浊	目翳

2. 目形

		临床表现	临床意义
目形	胞睑肿胀	目胞浮肿，皮色不变或较光亮	水肿病初起
		眼睑边缘起节肿，状若麦粒，红肿痒痛，易成脓溃破（针眼）	风热毒邪相搏客于胞睑，或脾胃蕴积热毒，上攻于目
		整个胞睑漫肿，红如涂丹，热如火灼，化脓溃破者（眼丹）	
	眼窝凹陷	吐泻之后眼窝凹陷	吐泻伤津
		久病重病眼窝凹陷	脏腑精气衰竭
	眼球突出	眼突而喘（肺胀）	痰浊阻肺，肺气不宣，呼吸不利
		眼突颈肿（瘿病）	肝郁化火，痰气壅结

3. 目态

正常人的瞳孔圆形，双侧等大，直径为3～4mm，对光反应灵敏，眼球运动随意灵活。目态的异常有瞳孔缩小、瞳孔散大、目睛凝视、昏睡露睛和胞睑下垂5项内容。

	临床表现		临床意义
目态	瞳孔缩小		肝胆火炽，或劳损肝肾，虚火上扰；中毒（如吗啡、川乌、草乌、毒蕈、有机磷农药中毒等）
	瞳孔散大		肾精耗竭，濒死前的征象之一；肝胆风火上扰的绿风内障、中毒（如杏仁、麻黄、曼陀罗中毒）及某些西药（如阿托品等）所致的药物性瞳孔散大
	目睛凝视	两眼固定，转动不灵，固定前视（瞪目直视）	肝风内动之征或见于脏腑精气耗竭，或痰热内闭证；瞪目直视还可见于瘿病
		固定上视（戴眼反折）	
		固定侧视（横目斜视）	
	昏睡露睛		脾虚清阳不升，或津液大伤，胞睑失养，启闭失常；多见于脾胃虚衰或吐泻伤津的患儿
	胞睑下垂	双眼上睑下垂	先天禀赋不足，脾肾亏虚，睑肌失养
		单眼上睑下垂	脾气虚衰，脉络失养，肌肉松弛；也可见于外伤

（二）望耳

肾开窍于耳，胆的经络分布于耳朵的周围，而肝胆是表里关系，所以耳病和肾、肝、胆相关。耳的望诊分为色泽、形态和耳内病变。

分类		临床表现	临床意义
耳之色泽	润枯	耳廓色泽红润	气血充足
		耳廓焦黑干枯	肾精亏虚
	颜色	耳廓淡白	气血亏虚
		耳轮红肿	肝胆湿热或热毒上攻
		耳轮青黑	阴寒内盛或剧痛
		小儿耳背有红络，耳根发凉	麻疹先兆
耳之形态	耳廓形大	耳廓外形厚而大	肾气充足
		耳廓肿大，伴见色红	少阳相火上攻
	耳廓瘦小	耳廓瘦小而薄	先天亏损，肾气不足
		耳廓瘦削而干焦	正气虚，多为肾精耗竭或肾阴不足
		耳廓萎缩	肾气竭绝
	耳轮甲错（耳轮肌肤甲错）		久病血瘀
耳内病变	耳内流脓	耳道内流出脓液，其色或黄或青，其质或稠或稀	实证：风热上扰或肝胆湿热
			虚证：肾阴虚损，虚火上炎
	耳道红肿		邪热搏结耳窍

（三）望鼻

鼻部位于面部比较明显的位置，望诊也比较容易。鼻为肺之窍，与足阳明胃经也有联系。望鼻可诊肺、脾、胃等脏腑的病变。鼻部望诊应观察鼻部的色泽、形态以及鼻内的变化。

分类		临床表现	临床意义
鼻之色泽	润枯	鼻端微黄明润	新病为胃气未伤，属病势较轻
			久病为胃气来复，属病势向愈
		鼻端晦暗枯槁	胃气已衰，属病重
	颜色	鼻端色白	气血亏虚
		鼻端色赤	肺脾蕴热
		鼻端色青	阴寒腹痛；色黄为有湿热
鼻之形态	鼻头肿胀	红肿或生疮，并感疼痛	邪热盛，常见于胃热或血热
		鼻及鼻周围皮色暗红或血络扩张，伴丘疹、脓疱或鼻赘（酒齄鼻）	肺胃蕴热，血瘀成齄
	鼻柱溃陷		梅毒
	鼻柱塌陷，兼眉毛脱落		麻风恶候
	鼻翼煽动	鼻孔两翼因呼吸急促而煽动（鼻煽）	肺热，或见于哮病
		重病中出现鼻孔煽张，喘而额汗如油	肺气衰竭之危候
鼻内病变	鼻流浊涕	恶寒发热，咽痛	风热表证

分类	临床表现		临床意义
鼻内病变	鼻流浊涕	常流浊涕，量多不止，其气腥臭，常伴头痛、鼻塞、嗅觉减退（鼻渊）	外感风热，或胆经蕴热上攻于鼻
	鼻腔出血（鼻衄）	外感引起	风热壅肺
		实证：出血量多，色深红质稠	肝火犯肺，或胃火炽盛，火热上炎，灼伤阳络，迫血外溢
		虚证：出血色淡红而质稀	脾不统血，血不循经而外溢
		妇女经期鼻衄随月经周期而作（倒经）	肝郁化火犯肺，或阴虚肺热
	鼻内赘生物（鼻痔或鼻息肉）	撑塞鼻孔，则致气息难通	湿热邪毒壅结鼻窍

（四）望口与唇

望口与唇的异常变化，可以诊察脾与胃的病变。望口唇注意观察其形色、润燥及动态的变化。

1. 望口

分类	临床表现	临床意义
口之形色	口角流涎	小儿脾虚湿盛；成人中风口歪不收
	口疮：口腔内膜上出现黄白色如豆大、表浅的小溃疡点，周围红晕，局部灼痛	心脾积热，或阴虚火旺

续表

分类	临床表现	临床意义
口之形色	鹅口疮：小儿口腔、舌上满布片状白屑，状如鹅口者，又称"雪口"	感受邪毒，心脾积热，上熏口舌；或肾阴亏损，虚火上炎
口之动态	口张：口开而不闭。或可见状如鱼口，张口气出，但出不入	虚证；或肺气将绝之候
	口噤：口闭难开，牙关紧闭。或兼四肢抽搐；或兼半身不遂	实证；或痉病或惊风；或中风入脏之重证
	口撮：上下口唇紧聚。或兼见角弓反张；或新生儿撮口不能吮乳	邪正交争；或破伤风；或脐风
	口僻：口角向一侧㖞斜	风邪中络或风中脏腑之患者
	口振：战栗鼓颌，口唇振摇	疟疾初起
	口动：口频繁开合，不能自禁；或口角掣动不止	胃气虚弱之象；动风之象

2. 察唇

　　唇部色诊与望面色基本相同，但因唇黏膜薄而透明，故其色泽变化比面色更为明显，易于观察。正常人唇色红润，是胃气充足，气血调匀的表现。

分类	临床表现	临床意义
唇色	淡白	血虚或失血
	唇色深红	热盛
	深红干燥	热盛伤津

续表

分类	临床表现	临床意义
唇色	青紫	阳气虚衰，血行瘀滞
	青黑	寒凝血瘀，或痛极血络瘀阻
润燥	口唇干裂	燥热伤津或阴虚液亏
唇形	口唇糜烂	脾胃积热上蒸，热邪灼伤唇部
	唇内溃烂，其色淡红	虚火上炎
	唇边生疮，红肿疼痛	心脾积热

（五）望齿与龈

齿与龈主要反映胃和肾的病变。胃和牙龈、牙齿的关系，主要体现在经络上，足阳明胃经分布于此处。肾主骨，而齿为骨之余。牙齿的生长、松动、脱落都和肾气的盛衰有关系。

1. 望牙齿

分类	临床表现	临床意义
牙齿形色	常人牙齿洁白润泽而坚固	肾气充足，津液未伤
	牙齿干燥	胃阴已伤
	牙齿光燥如石	阳明热甚，津液大伤
	牙齿燥如枯骨	肾阴枯竭、精不上荣，属病重
	久病牙齿枯黄脱落	病重
牙齿动态	牙关紧急	风痰阻络或热极动风
	咬牙龂齿	热盛动风，或见于痉病
	睡中龂齿	胃热或虫积，亦可见于正常人

2. 望牙龈

分类	临床表现	临床意义
牙龈色泽	常人牙龈淡红而润泽	胃气充足，气血调匀
	牙龈淡白	血虚或失血，龈络失养
	牙龈红肿疼痛	胃火亢盛，火热循经上熏牙龈
牙龈形态	龈肉萎缩，牙根暴露，牙齿松动，常有渗血和脓液（牙宣）	肾虚或胃阴不足，虚火燔灼，龈肉失养
	牙龈溃烂，流腐臭血水，牙齿脱落，口气腐臭（牙疳）	平素胃腑积热，复感风热或疫疠之邪，邪毒上攻牙龈
齿衄	牙缝出血	胃肠实热，也可因胃肾阴虚，虚火上炎，脉络受损，或脾不统血

（六）望咽喉

五脏六腑病变可反映于咽喉，但肺、胃、肾的病变更为突出，也更具诊断意义。望咽喉主要观察咽喉的红肿疼痛、溃烂和伪膜等情况。

健康人咽喉色淡红润泽，不痛不肿，呼吸通畅，发音正常，食物下咽顺利无阻。

分类	临床表现	临床意义
红肿	新病咽部深红，肿痛较甚	实热证，风热邪毒或肺胃热毒壅盛
	久病咽部嫩红，肿痛不甚	阴虚证，肾阴亏虚，虚火上炎
	咽部淡红漫肿，疼痛轻微	痰湿凝聚

续表

分类	临床表现		临床意义
红肿	咽喉一侧或两侧喉核红肿突起，形如乳头，或如蚕蛾，表面或有黄白色脓样分泌物，咽痛不适（乳蛾）		风热外侵，邪客肺卫，或肺胃热盛，壅滞喉核，或肺肾阴虚，虚火上炎，气血瘀滞
	咽喉部红肿高突，疼痛剧烈，吞咽、语言困难，身发寒热（喉痈）		脏腑蕴热，复感外邪，热毒客于咽喉
溃烂	新病咽部溃烂，分散表浅，周围色红		肺胃之热轻浅
	溃烂成片或洼陷，周围红肿		肺胃火毒壅盛，蒸灼肌膜
	咽部溃腐浅表分散，反复发作，周围淡红		虚火上炎
	成片洼陷，周围淡白或苍白，久不愈		气血不足，肾阳亏损，邪毒内陷
伪膜	咽部溃烂处表面所覆盖的一层黄白或灰白色伪膜	伪膜松厚易拭去者	肺胃热浊之邪上壅于咽
		伪膜坚韧不易拭去，强剥出血，或剥后复生，伴犬吠样咳嗽、喘鸣者为病重（白喉）	外感时行疫邪，疫毒内盛，或热毒伤阴

三、望颈项

观察颈项应注意其外形和动态变化。

正常人的颈项直立，两侧对称，气管居中；矮胖者略粗短，瘦高者略细长；男性喉结突出，女性喉结不显；颈侧动脉搏动在安静时不易见到。颈项转侧俯仰自如，左右旋转30度，后仰30度，前屈30度，左右侧屈各45度。

1. 外形变化

分类	临床表现	临床意义
瘿瘤	颈前结喉处，单侧或双侧，有肿块突起，或大或小，可随吞咽上下移动	肝郁气结，痰凝血瘀，或因水土失调，痰气凝结
瘰疬	肝郁气结，痰凝血瘀，或因水土失调，痰气凝结	肺肾阴虚，虚火灼液，结成痰核，或因外感风热时毒，气血壅滞于颈部

2. 动态变化

分类	临床表现	临床意义
项强	伴头痛，恶寒，脉浮	风寒侵袭太阳经脉，经气不利
	伴高热神昏，甚则抽搐	热极生风
	睡醒后突觉项强不便（落枕）	"落枕"，多因睡姿不当或风寒客于经络，或颈部肌肉劳损
项软	小儿项软（五软之一）	先天不足，肾精亏损，或后天失养，发育不良
	久病、重病颈项软弱，头垂不抬，眼窝深陷	脏腑精气衰竭之象，属病危
颈脉搏动	安静状态时出现颈侧人迎脉搏动明显	肝阳上亢或血虚重证
颈脉怒张	颈部脉管明显胀大，平卧时更甚	心血瘀阻，肺气壅滞及心肾阳衰、水气凌心

四、望躯体

（一）望胸胁

望胸胁可以诊察心、肺的病变，宗气的盛衰，以及肝胆、乳房等的疾患。

正常人的胸廓呈扁圆柱形，两侧对称，左右径大于前后径（比例约为1.5 ： 1），小儿和老人则左右径略大于前后径或相等，两侧锁骨上下窝亦对称。

分类	临床表现	临床意义
扁平胸	胸廓前后径较常人明显缩小（小于左右径的一半）	肺肾阴虚、气阴两虚
桶状胸	胸廓前后径较常人增大（前后径与左右径几乎相等）	素有伏饮积痰，壅滞肺气，久病伤及肾气，肾不纳气，日久胸廓变形
鸡胸	胸骨下部明显向前突出，形似鸡之胸廓畸形	先天禀赋不足，肾精亏虚，或后天失养，脾胃虚弱，骨骼失于充养
漏斗胸	胸骨下段及与其相连的两侧肋软骨向内凹陷，形成漏斗状，伴颈前伸，曲肩，上腹突出	先天发育不良
肋如串珠	肋骨与肋软骨连接处变厚增大，状如串珠	多见于佝偻病患儿，因肾精不足，或后天失养，发育不良
胸廓不对称	一侧胸廓塌陷，肋间变窄，肩部下垂，脊骨常向对侧凸出	肺痿、肺部手术后

分类	临床表现	临床意义
胸廓不对称	一侧胸廓膨隆，肋间饱满，按之软，咳则引痛，气管向健侧移位	悬饮证或气胸
乳痈	妇女哺乳期乳房局部红肿热痛，乳汁不畅，甚则破溃流脓，身发寒热	肝气郁结，胃热壅滞，或外感邪毒

（二）望腹部

望腹部可以诊察内在脏腑的病变和气血的盛衰。腹部望诊主要观察其形态变化。正常人腹部对称、平坦，直立时腹部可稍隆起，约与胸平齐，老人和小儿腹略呈圆形。脐腹过度膨隆或凹陷均为异常。

分类	临床表现		临床意义
腹部膨隆	仰卧时前腹壁明显高于胸耻连线	四肢消瘦	臌胀，肝郁或脾虚，以致气滞水停血瘀
		伴周身俱肿	水肿病，肺脾肾三脏功能失调，水湿内停
腹部凹陷	仰卧时前腹壁明显低于胸耻连线	腹部凹陷如舟状，肌肉松弛失去弹性，伴形体消瘦	久病脾胃气虚，机体失养，或新病吐泻太过、津液大伤
		腹皮甲错，深凹着脊	脏腑精气耗竭，属病危
腹露青筋	腹壁青筋怒张，同时可见腹大坚满		肝郁气滞，脾失健运，气滞湿阻，或脾肾阳虚，水湿内停等导致气血运行不畅，脉络瘀阻（臌胀重症）

（三）望腰背部

望腰背时应注意观察脊柱及腰背部的形态变化。正常人腰背部两侧对称，俯仰转侧自如，直立时脊柱居中，颈、腰段稍向前弯曲，胸、骶段稍向后弯曲，但无左右侧弯。

分类	临床表现		临床意义
脊柱后突	脊骨过度后弯，以致背高如龟，称为"龟背"（驼背）	见于小儿，或始于小儿时期	先天不足，肾精亏虚，或后天失养，骨髓失充，督脉虚损，脊柱弯曲变形
		见于成年后，脊椎疾患	脊椎疾患
		久病见后背弯曲，两肩下垂（背曲肩随）	脏腑精气虚衰之象
脊柱侧弯	脊柱的某一段持久地偏离身体正中线，使脊柱形成侧向弧形或"S"形		小儿发育期坐姿不良；先天禀赋不足，肾精亏虚，发育不良的患儿和一侧胸部疾患
脊疳	背部肌肉消瘦，脊骨突出如锯齿状		脏腑精气极度亏损之象
腰部拘急	腰部疼痛，活动受限，转侧不利		寒湿侵袭，经气受阻，或跌仆闪挫，血脉瘀滞

五、望四肢

两上肢和两下肢总称为四肢。望四肢可以诊察五脏和经脉的病变。望诊时应注意观察四肢、手足、掌腕、指趾的外形和动态变化。

（一）外形

分类	临床表现	临床意义
肢体肿胀	四肢关节肿胀，灼热疼痛	湿热郁阻经络，气血运行不畅，常见于热痹
	足跗肿胀，或兼全身浮肿	水肿
	下肢肿胀，皮肤粗厚如橡皮	丝虫病
膝部肿大	膝部红肿热痛，屈伸不利	风湿郁久化热
	膝部关节肿大疼痛，股胫肌肉消瘦，形如鹤膝（鹤膝风）	气血亏虚，寒湿久留，侵于下肢，流注关节
	膝部紫暗，漫肿疼痛	膝骨或关节受损，多因外伤
下肢畸形	膝内翻（O型腿）、膝外翻（X型腿）、足内翻、足外翻	先天禀赋不足，肾气不充，或后天失养，脾胃虚弱，发育不良
手指变形	梭状指：手指关节呈梭状畸形，活动受限	风湿久蕴，痰瘀结聚
	杵状指：指趾末端增生、肥厚，呈杵状膨大，兼气喘唇暗	久病心肺气虚，血瘀痰阻
小腿青筋	小腿青筋暴露，形似蚯蚓	寒湿内侵，络脉血瘀，常见于长时间负重或站立者

（二）动态

分类	临床表现	临床意义
肢体痿废	肢体肌肉萎缩，筋脉弛缓，软弱无力，甚则痿废不用	痿病，见于肺热伤津，或湿热浸淫，或脾胃虚弱，或肝肾亏虚，或外伤瘀血阻滞
半身不遂	一侧上下肢痿废不用	中风
下肢痿废	双下肢痿废不用	截瘫

六、望二阴

前阴病变与肾、膀胱、肝关系密切；后阴病变与脾、胃、肠、肾关系密切。

（一）望前阴

前阴病变与肾、膀胱、肝关系密切。

分类	临床表现	临床意义
阴囊肿大	男性阴囊肿大	疝气，因小肠坠入阴囊；或内有瘀血、水液停积，或脉络迂曲睾丸肿胀
	阴囊红肿热痛，皮紧光亮，寒热交作，形如瓢状（囊痈）	肝经湿热下注
阴部湿疹	男子阴囊，或女子大小阴唇起疹，瘙痒灼痛，湿润或有渗液，反复发作，易成慢性	肝经湿热下注，风邪外袭
	日久湿疮皮肤粗糙变厚，呈苔藓样变	阴虚血燥
子宫脱垂	妇女阴部有物下坠或挺出阴道口外（阴挺）	气虚下陷，带脉失约，冲任虚损，或生育过多，或产后劳伤，损伤胞络及肾气，系胞无力而使胞宫下坠阴户之外

（二）望后阴

后阴病变与脾、胃、肠、肾关系密切。患者取侧卧位，望诊时应注意观察肛门周围有无脓肿、痔疮、裂口、瘘管外口、脱垂、息肉及肛周湿疹等。

疾病类型	临床表现	临床意义
肛裂	肛管的皮肤全层纵行裂开，并伴有多发性小溃疡，久不愈合，排便时疼痛流血	热结肠燥或阴虚津亏
痔疮	肛门内、外生有紫红色柔软肿块，突起如峙者，常伴便血、疼痛、脱出、便秘，或肛周潮湿、瘙痒	肠中湿热蕴结或血热肠燥，或久坐、负重、便秘等，使肛门部血脉瘀滞，热与血相搏，结滞不散
肛瘘	直肠或肛管与周围皮肤相通所形成的瘘管	肛门周围痈肿余毒未尽，溃口不敛
脱肛	直肠黏膜或直肠反复脱出肛门外，伴肛门松弛	脾虚中气下陷
肛痈	肛门周围局部红肿疼痛，状如桃李，破溃流脓者	湿热下注，或外感邪毒阻于肛周

七、望皮肤

望皮肤可了解邪气的性质和气血津液的盛衰，测知内在脏腑的病变，判断疾病的轻重和预后。

望皮肤应注意观察皮肤的色泽、形态变化。正常人皮肤荣润有光泽，是精气旺盛，津液充沛的征象。常见异常表现如下。

（一）色泽异常

皮肤色泽亦可见五色，与五色诊法基本相同，其常见而有特殊意义者，为发黄、发赤与发黑。

	临床表现		临床意义
皮肤发黄	面目、皮肤、爪甲俱黄	黄色鲜明如橘皮色	阳黄，因湿热蕴蒸所致
		黄色晦暗如烟熏色	阴黄，因寒湿阻遏所致
皮肤发赤	丹毒：皮肤突然鲜红成片，色如涂丹，边缘清楚，灼热肿胀	发于头面（抱头火丹）	发于上部者多因风热化火所致；发于下部者多因湿热化火所致；亦有因外伤染毒而引起
		发于小腿足部（流火）	
		发于全身、游走不定（赤游丹）	
皮肤发黑	皮肤黄中显黑，黑而晦暗		黄疸病后期，多由劳损伤肾所致
	全身皮肤发黑		肾阳虚衰
皮肤白斑	局部皮肤出现点、片状白色改变，大小不等，边界清楚（白驳风或白癜风）		风湿侵袭，气血失和，血不荣肤

（二）形态异常

分类	临床表现	临床意义
皮肤干枯	皮肤干枯无华，甚至皲裂、脱屑	阴津耗伤、营血亏虚，肌肤失养，或外邪侵袭、气血滞涩
肌肤甲错	皮肤发生局限性或广泛性的干枯粗糙，状若鱼鳞	血瘀日久，肌肤失养

续表

分类	临床表现	临床意义
肌肤水肿	阳水：以肿起较速，眼睑颜面先肿，继则遍及全身	外感风邪，肺失宣降
	阴水：以肿起较缓，下肢、腹部先肿，继则波及颜面	脾肾阳衰，水湿泛溢

（三）皮肤病症

		临床表现	意义
斑疹	斑	皮肤出现深红色或青紫色片状斑块，平铺于皮下，抚之不碍手，压之不褪色	外感温热邪毒，热毒窜络，内迫营血；或因脾虚血失统摄，阳衰寒凝气血；或因外伤等，使血不循经，外溢肌肤
	疹	皮肤出现红色或紫红色、粟米状疹点，高出皮肤，抚之碍手，压之褪色	外感风热时邪或过敏，或热入营血，常见于麻疹、风疹、瘾疹等病
水疱	水痘	小儿皮肤出现粉红色斑丘疹，很快变成椭圆形的小水疱，其后结痂，常伴发热	外感时邪，内蕴湿热所致，属儿科常见传染病
	白㾦	暑湿、湿温患者皮肤出现的一种白色小疱疹，晶莹如粟	外感湿热之邪，郁于肌表，汗出不彻，蕴酿所致
	热气疮	口唇、鼻孔周围、面颊及外阴等皮肤黏膜交界处，出现针头至绿豆大小簇集成群的疱，灼热瘙痒，溃后结痂	外感风湿热毒，阻于肺胃，湿热蕴蒸皮肤；或因肝经湿热下注，阻于阴部

续表

		临床表现	意义
水疱	缠腰火丹	一侧腰部或胸胁部，初起皮肤灼热刺痛，继之出现粟米至黄豆大小簇集成群的水疱，排列如带状，局部刺痛	肝经湿热熏蒸
	湿疹	周身皮肤出现红斑，迅速形成丘疹、水疱，破后渗液，出现红色湿润之糜烂面	禀赋不耐，饮食失节，湿热内蕴，复感风邪，内外两邪相搏，郁于肌肤
疮疡	痈	红肿高大，根盘紧束，焮热疼痛，未脓易消，已脓易溃，疮口易敛	阳证。湿热火毒蕴结，气血壅滞，热蒸肉腐成脓
	疽	有头疽：发于皮肤肌肉间，初起局部有粟粒样脓头，焮热红肿胀痛，易向深部及周围扩散，脓头相继增多	外感热邪火毒、内有脏腑蕴毒，凝聚肌表，气血壅滞
		无头疽：漫肿无头，皮色不变，无热少痛，具有难消、难溃、难敛，溃后易伤筋骨的特点	阴证，多因气血亏虚，寒痰凝滞所致
	疔	患部形小如粟，根深如钉，漫肿灼热，麻木疼痛，多发于颜面和手足	竹木刺伤，或感受疫毒、疠毒、火毒
	疖	形小而圆，根浅局限，红肿不甚。容易化脓，脓溃即愈	外感火热毒邪，或湿热蕴结
痤疮		颜面、胸、背等处生丘疹如刺，可挤出白色碎米样粉汁	肺经风热阻于肌肤；或因过食肥甘、油腻、辛辣食物，脾胃蕴热，湿热内生，熏蒸于面；或因青春之体，阳热较盛，劳汗当风，风寒之邪与阳热相搏，郁阻肌肤

第三节 舌诊

舌诊，是通过观察人体舌质、舌苔和舌下络脉的变化，以了解人体生理功能和病理变化的诊察方法，又称望舌。舌诊在中医诊断学里面占有非常重要的地位，是中医独具特色的一种诊法。舌诊所搜集的临床资料比较客观，比较实用，是临床辨证论治的一个非常重要的依据。

学习脉络图

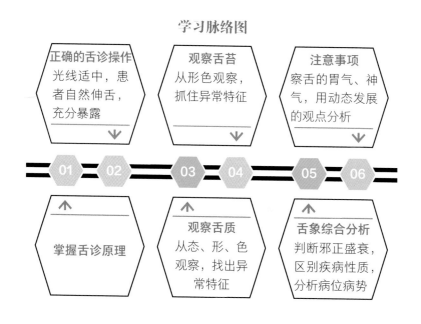

正确的舌诊操作
光线适中，患者自然伸舌，充分暴露

观察舌苔
从形色观察，抓住异常特征

注意事项
察舌的胃气、神气，用动态发展的观点分析

01 02 03 04 05 06

掌握舌诊原理

观察舌质
从态、形、色观察，找出异常特征

舌象综合分析
判断邪正盛衰，区别疾病性质，分析病位病势

思维结构图

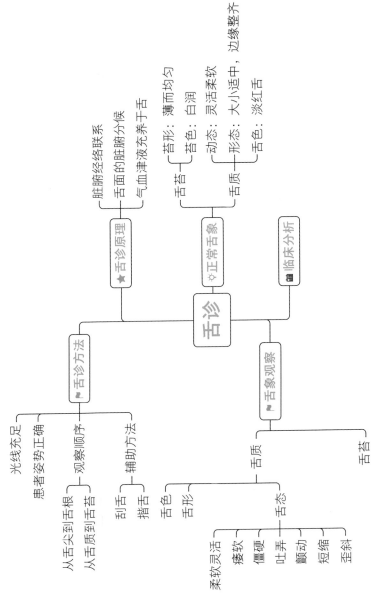

一、舌的形体结构

舌分为舌底和舌背（中医称为舌面）。舌底有舌下静脉，舌体是由肌肉和血脉构成的。解剖学的舌背以人字形界沟为界又分为舌根和舌体。我们望舌能望到的是舌体。舌体又分为舌根、舌边、舌中、舌尖，这个分法的目的就是为了和五脏相配属。

舌面上一层半透明的黏膜、黏膜皱折成许多细小突起，称为舌乳头，包括丝状乳头、蕈状乳头、轮廓乳头、叶状乳头。其中丝状乳头最多，遍布舌头表面，微观上看像毛刷一样，白色软刺，负责感觉；蕈状乳头散在分布舌边、舌尖，一个个的小红粒粒，看上去像个小蘑菇，上面有味蕾，可以感受味觉，也负责感觉；轮廓乳头在舌根部，呈现人字形排列；叶状乳头呈现退化趋势，分布在舌头的侧缘的部位，成人的多萎缩了。

舌的上面有一层苔状物，这层苔状物中医称作舌苔。舌苔主要是由胃气蒸化形成的，所以中医说舌苔由胃气所生。因为舌苔的形成和胃气的关系比较密切，所以我们望舌苔就能够了解胃气的盛衰。

二、舌诊原理

（一）脏腑经络联系于舌

经络内联脏腑，外连肢体关窍，从而人体形成一个不可分割的整体。五脏六腑通过经络与舌相连，所以五脏六腑的病变就可以反映到舌象上来。

在脏腑中，尤以心和脾胃与舌的关系最为密切。舌为心之苗窍，手少阴心经之别系舌本。舌为脾之外候，足太阴脾经连舌本、散舌下，舌居口中司味觉。

舌苔是由胃气熏蒸谷气上承于舌面而成，与脾胃运化功能相应，舌体赖气血充养，所以舌象能反映气血的盛衰，而与脾主运化、化生气血的功能直接相关。

此外，肝藏血、主筋，足厥阴肝经络舌本；肾藏精，足少阴肾经循喉咙，夹舌本；足太阳膀胱经经筋结于舌本；肺系上达咽喉，与舌根相连。其他脏腑组织，由经络沟通，也直接或间接与舌产生联系，因而脏腑一旦发生病变，舌象也会出现相应的变化。所以，舌可以作为观察体内脏腑气血盛衰变化的窗口。

（二）舌面的脏腑分候

以五脏来划分，一般为：舌尖属心肺，舌边属肝胆，舌中心属脾胃，舌根属肾（图1-3）。

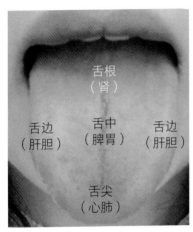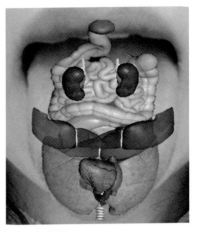

舌根
（肾）

舌边
（肝胆）

舌中
（脾胃）

舌边
（肝胆）

舌尖
（心肺）

图1-3　舌面分候脏腑图

（三）气血津液充养于舌

舌为血脉丰富的肌性器官，有赖气血的濡养和津液的滋润。舌体的形质和舌色，与气血的盛衰和运行状态有关；舌苔和舌体的润燥与津液的盈亏有关。所以通过观察舌体的润燥，可判断体内津液的盈亏及病邪性质的寒热。

三、舌诊的方法和注意事项

（一）舌诊的方法

舌诊操作要点简表

要点	操作	
光线	充足、直射，避免有色光源及背光	
视角	略高于舌面，稍俯视	
顺序	先舌质	色、形、态/舌尖、舌中、舌边、舌根
	后舌苔	色、质及分布
注意	时间短，可间隔3～5分钟再次观察	
	揩舌、刮舌：验苔色、苔质	
询问	舌的味觉、感觉	
舌下	动作：舌尖抵上颚	
	观察舌下络脉颜色、长短、粗细等	

（二）舌诊的注意事项

望舌要注意光线的影响，食物或药物的影响，还有口腔以及伸舌姿势的影响。

四、舌诊的内容和正常舌象

（一）舌诊的内容

舌诊的内容主要包括望舌质和舌苔两方面。望舌质包括舌质的神、色、形、态四方面，以察脏腑的虚实，气血的盛衰。望舌苔包括诊察苔质和苔色两方面，以察病位的浅深、病邪的性质、邪正的消长。

（二）正常舌象

舌体柔软灵活，舌色淡红明润，舌苔薄白均匀，苔质干湿适中（图1-4）。简称"淡红舌、薄白苔"。正常舌象有一定范围，注意性别、年龄等。

（三）舌象的生理变异

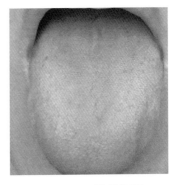

图1-4 正常舌象图

（1）年龄性别因素：老年人舌偏暗，儿童偏淡嫩。

（2）体质禀赋因素：结合其他病理的特征，如无相应病理表现，则为先天所致。

（3）气候环境因素：夏季暑湿盛时，舌苔多厚，多见淡黄色；秋季燥气当令，苔多偏薄而干；冬季严寒，舌常湿润。

五、望舌质

舌质，即舌的本体，故又称舌体，是舌的肌肉和脉络组织。望舌质包括观察舌的神、色、形、态四个方面的内容。

（一）望舌神

舌之有神与否，主要表现在舌质的荣枯（图1-5，图1-6）与灵动方面。

舌神	舌象特征	临床意义
荣舌	舌质荣润红活，有生气，有光彩，舌体活动自如	为气血充盛的表现，常见于健康人；虽病也是善候
枯舌	舌质干枯死板，毫无生气，失去光泽或活动不灵	为气血衰败的征象；病见此舌，多属危重病症，是为恶候

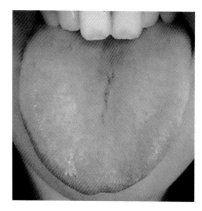

图1-5 荣舌

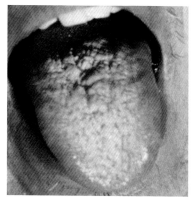

图1-6 枯舌

(二)望舌色

　　舌色，即舌质的颜色。多分为淡红（图1-7）、淡白（图1-8）、红（图1-9）、绛（图1-10）、青紫（图1-11、图1-12）五种。

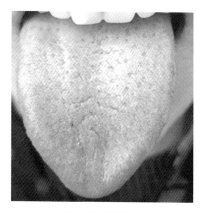

图1-7 淡红舌

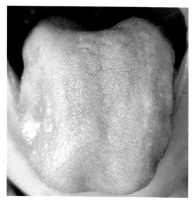

图1-8 淡白舌

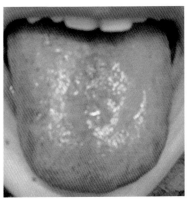

图1-9 红舌

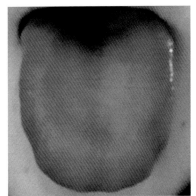

图1-10 绛舌

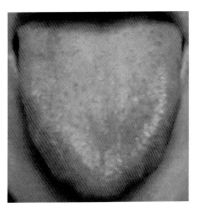

图1-11 紫舌

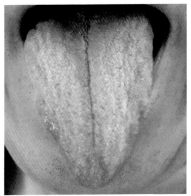

图1-12 青紫舌

舌色	舌象特征	临床意义
淡红舌	舌色淡红润泽	健康人；外感病见之，多属表证；内伤杂病见之，多病轻
淡白舌	比正常舌色浅淡	气血两虚、阳虚
	枯白舌：舌色白而几无血色者	亡血夺气

续表

舌色	舌象特征			临床意义
红舌	比正常舌色红，或呈鲜红色			热证
绛舌	较红色更深，或略带暗红			热盛证
青紫舌	青舌：全舌淡紫而无红色			全身性气血瘀滞
	紫舌：深绛而色暗	淡紫舌：舌淡而泛现青紫		阴寒内盛，阳气被遏，血行凝滞，或阳气虚衰，气血运行不畅，血脉瘀滞
		紫红舌：舌红而泛现紫色		热毒炽盛，内入营血，营阴受灼，津液耗损，气血壅滞
		绛紫舌：舌绛而泛现紫色		
		紫斑或紫点舌：舌体局部出现紫色斑点，大小不等		瘀血阻滞于某局部，或局部血络损伤
	舌色淡红中泛青紫			肺气壅滞，或肝郁血瘀，或气虚无力推动血液；亦可见于先天性心脏病、药物中毒、食物中毒等

（三）望舌形

舌形，是指舌质的形状，包括老嫩、胖瘦、点刺、裂纹、齿痕等方面的特征（图1-13～图1-30）。

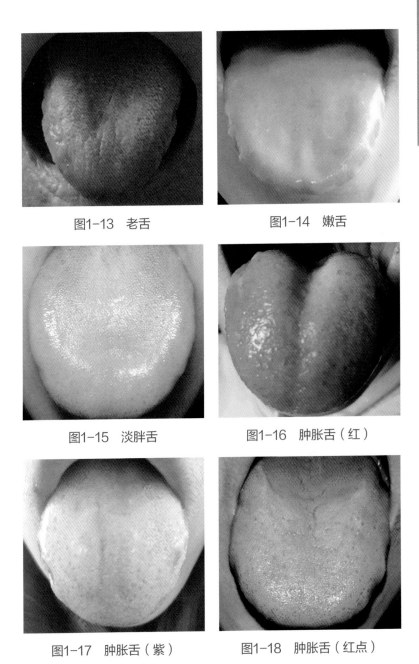

图1-13 老舌

图1-14 嫩舌

图1-15 淡胖舌

图1-16 肿胀舌（红）

图1-17 肿胀舌（紫）

图1-18 肿胀舌（红点）

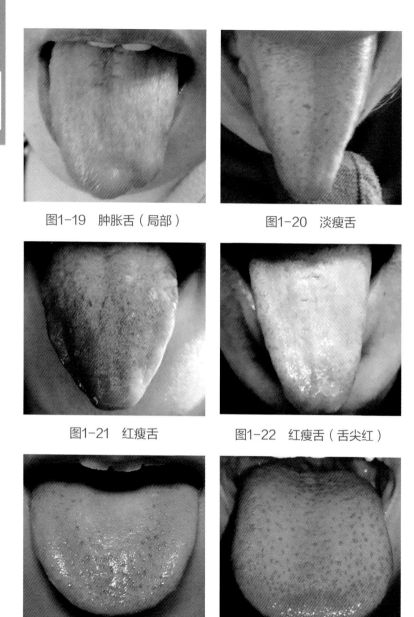

图1-19 肿胀舌（局部）

图1-20 淡瘦舌

图1-21 红瘦舌

图1-22 红瘦舌（舌尖红）

图1-23 红点舌

图1-24 芒刺舌

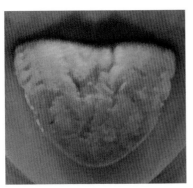

图1-25　裂纹舌（先天）

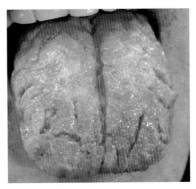

图1-26　裂纹舌（红）

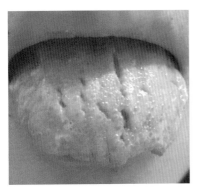

图1-27　裂纹舌（淡）

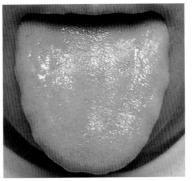

图1-28　齿痕舌（一）

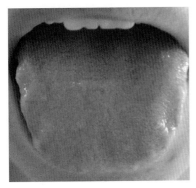

图1-29　齿痕舌（二）

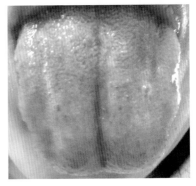

图1-30　齿痕舌（三）

舌形		舌象特征		临床意义	
老嫩舌	苍老舌	舌质纹理粗糙或皱缩,形色坚敛苍老,舌色较暗	实证	舌质老、嫩是疾病虚实的标志	
	娇嫩舌	舌质纹理细腻,形色浮胖娇嫩,舌色浅淡	虚证		
胖瘦舌	胖舌	胖大舌:舌体比正常舌大而厚,伸舌满口	水湿、痰饮内停		
		肿胀舌:舌体肿大满嘴,甚至不能闭口,伸出则难以缩回	湿热、热毒上壅		
	瘦薄舌	舌体比正常舌瘦小而薄	气血两虚、阴虚火旺		
点刺舌		舌红而生芒刺	气分热盛		
		点刺色鲜红	血热内盛或阴虚火旺		
		点刺色绛紫	热入营血而气血壅滞		
		舌尖生点刺	心火亢盛		
		舌边生点刺	肝胆火盛		
		舌中生点刺	胃肠热盛		
裂纹舌		舌红绛而有裂纹	热盛伤津		
		舌淡白而有裂纹	血虚不润		
		舌淡白胖嫩,边有齿痕而有裂纹	脾虚湿侵		
		生来就有裂沟、裂纹,裂纹中一般有苔覆盖,且无不适感	先天性舌裂		
齿痕舌		舌淡胖大而润,舌边有齿痕	寒湿壅盛或阳虚水湿内停		
		舌质淡红,舌边有齿痕	脾虚或气虚		
		舌红而肿胀满口,舌有齿痕	内有湿热痰浊壅滞		
		舌淡红而嫩,舌体不大,边有轻微齿痕	先天性齿痕舌		

（四）望舌态

正常人舌体的动态可以概括为舌体是柔软的，活动是自如的。提示脏腑功能旺盛，气血充足，经脉调匀。常见病理舌态有痿软、强硬、歪斜、颤动、吐弄、短缩等，临床相对少见且病情较重。

舌态	舌象特征	临床意义
痿软舌	舌体软弱，无力伸缩，痿废不用	气血俱虚，阴亏已极
强硬舌	舌体板硬强直，失于柔和，屈伸不利，甚者语言謇涩	热入心包，热盛伤津，风痰阻络
歪斜舌	伸舌时舌体偏向一侧，或左或右	中风或中风先兆
颤动舌	舌体震颤抖动，不能自主。轻者仅伸舌时颤动；重者不伸舌时亦抖颤难宁	肝风内动
吐弄舌	吐舌：舌伸于口外，不即缩回	心脾有热，亦小儿智力低下
	弄舌：舌微露出口，立即收回，或舌舔口唇四周，掉动不停	
短缩舌	舌体卷短、紧缩，不能伸长，甚者伸舌难于抵齿	主寒凝、痰阻、血虚、津伤；病情危重的表现

六、望舌苔

舌苔是舌体上面的一层苔状物。角化和脱落细胞、食物残渣、唾液填充于丝状乳头间隙构成。中医学认为，舌苔为胃气蒸化胃中谷气、食浊所生。望舌苔包括两部分内容，苔质和苔色。

（一）望苔质

苔质指舌苔的质地、形态。临床上常见的苔质变化有薄厚、润燥、腻腐、剥（落）、偏全、真假等方面（图1-31 ~ 图1-46）。

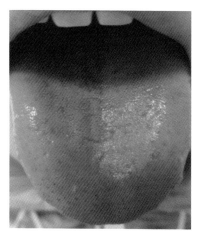

图1-31　薄苔（一）

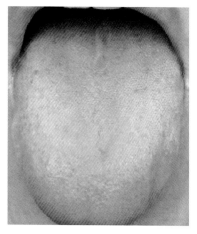

图1-32　薄苔（二）

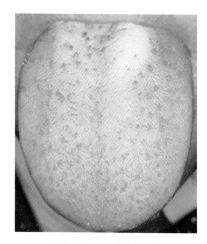

图1-33　厚苔（一）

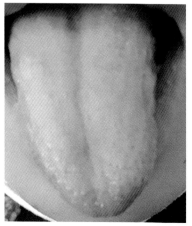

图1-34　厚苔（二）

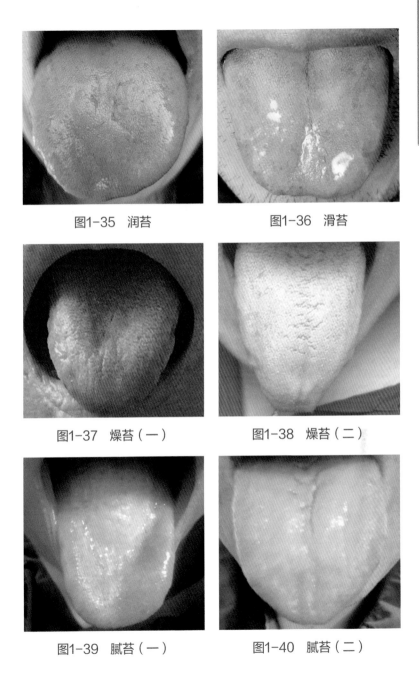

图1-35　润苔

图1-36　滑苔

图1-37　燥苔（一）

图1-38　燥苔（二）

图1-39　腻苔（一）

图1-40　腻苔（二）

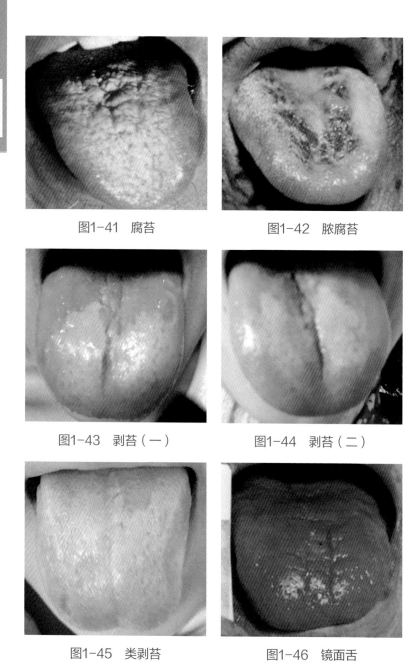

图1-41 腐苔　　　　　　　图1-42 脓腐苔

图1-43 剥苔（一）　　　　图1-44 剥苔（二）

图1-45 类剥苔　　　　　　图1-46 镜面舌

苔质	主症	舌像特征	临床意义
薄厚苔	主要反映邪正的盛衰和邪气的深浅	薄苔：透过舌苔能隐隐见到舌质	正常舌苔；病情轻浅，未伤胃气
		厚苔：不能透过舌苔见到舌质	胃气兼夹湿浊、痰浊、食浊；疾病在里，病情较重
		舌苔由薄转厚	邪气渐盛，或表邪入里，为病进
		舌苔由厚转薄	正气胜邪，或内邪消散，为病退
		苔骤然消退，舌上无新生舌苔	正不胜邪，或胃气暴绝
润燥苔	主要反映津液的盈亏和输布情况	润苔：舌苔润泽有津，干湿适中	正常舌苔；病中津液未伤
		滑苔：舌面水分过多，扪之湿滑，甚者伸舌欲滴	痰饮，主湿
		燥苔：舌苔干燥，望之干枯，扪之无津，甚则舌苔干裂	津液已伤；邪热炽盛，大汗、吐泻后，或过服温燥药物
		糙苔：苔质颗粒粗糙如砂石	热盛伤津之重证
		舌苔由润变燥	热重津伤，或津失输布

续表

苔质	主症	舌像特征		临床意义
润燥苔	主要反映津液的盈亏和输布情况	舌苔由燥转润		主热退津复，或饮邪始化
腻腐苔	皆主痰浊、食积；脓腐苔主内痈	腻苔：苔质颗粒细腻致密，融合成片，如涂有油腻之状，紧贴舌面，揩之不去，刮之不脱	舌苔厚腻	湿浊、痰饮、食积
			舌苔白腻不燥	脾虚湿困
			舌苔白腻而滑	痰浊、寒湿内阻
			舌苔黏腻而厚	脾胃湿热
			舌苔黄腻而厚	痰热、湿热、暑湿等邪内蕴
		腐苔：苔质颗粒疏松，粗大而厚，形如豆腐渣堆积舌面，揩之易去		食积胃肠，或痰浊内蕴
		脓腐苔：舌上黏厚一层，有如疮脓		内痈或邪毒内结
剥（落）苔	主胃气不足，胃阴损伤，或气血两虚	舌面本有舌苔，疾病过程中舌苔全部或部分脱落，脱落处光滑无苔	舌红苔剥	阴虚
			舌淡苔剥或类剥苔	血虚或气血两虚
			镜面舌，色红绛	胃阴枯竭，阴虚重证
			舌面光洁如镜，甚则毫无血色	营血大虚，阳气虚衰，病重难治
			舌苔部分脱落，未脱处仍有腻苔	正气亏虚，痰浊未化，病情较为复杂

苔质	主症	舌像特征		临床意义
偏全苔	病中见全苔，主邪气散漫。舌苔偏处提示该处所候脏腑邪气停聚	全苔：舌苔遍布舌面		主邪气散漫，多为湿痰中阻
		偏苔：舌苔半布，偏于前、后、左、右某一局部	偏于舌尖	邪气入里未深，而胃气已伤
			偏于舌根	外邪虽退，胃滞依然
			仅见于舌中	痰饮、食浊停滞中焦
			偏左或偏右	肝胆湿热
真假苔	对辨别疾病的轻重、预后有重要意义	真苔：舌苔坚敛着实，紧贴舌面，刮之难去，像从舌体上长出者，称为有根苔	正常苔，薄苔有根	胃有生气
			病之初期、中期，见真苔且厚	邪气深重，正气亦盛，病属实证
			久病见真苔	胃气尚存，预后较佳
		假苔：舌苔不实，似浮涂舌上，刮之即去，称为无根苔		脾、胃、肾之气不能上潮，正气已衰竭

（二）望苔色

苔色的变化主要有白苔、黄苔、灰黑苔三类，临床既可单独出现，亦可相兼出现（图1-47～图1-60）。各种苔色变化需要参照苔质、舌色和舌的形态变化进行综合分析。

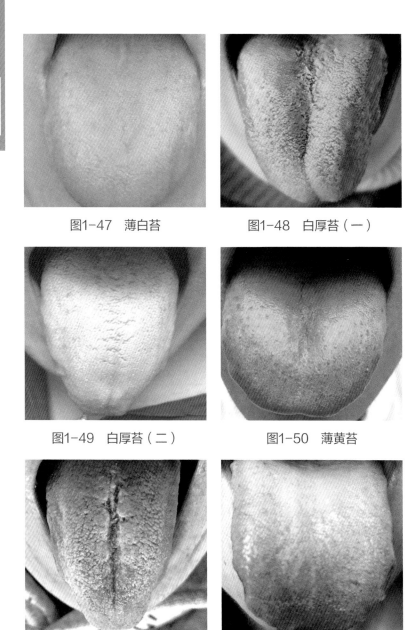

图1-47 薄白苔

图1-48 白厚苔（一）

图1-49 白厚苔（二）

图1-50 薄黄苔

图1-51 黄厚苔

图1-52 黄腻苔

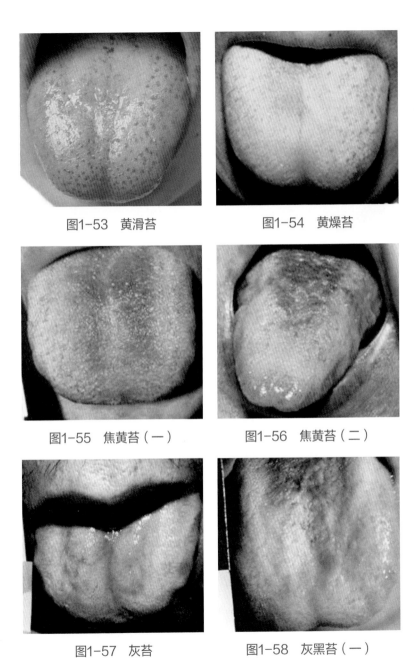

图1-53 黄滑苔

图1-54 黄燥苔

图1-55 焦黄苔（一）

图1-56 焦黄苔（二）

图1-57 灰苔

图1-58 灰黑苔（一）

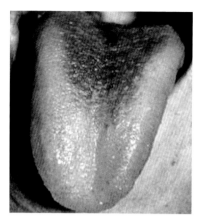

图1-59　灰黑苔（二）

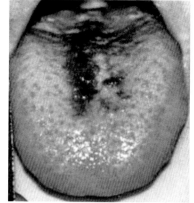

图1-60　黑腻苔

苔色	主症	舌象特征		临床意义
白苔	正常舌苔，亦主表证、寒证	薄白	润	正常舌象，或表证初起，或里证病轻，或阳虚内寒
			滑	外感寒湿，或脾肾阳虚，水湿内停
			干	外感风热或凉燥
		厚白	腻	湿浊内停，或为痰饮、食积
			积粉苔	瘟疫或内痈
			燥裂	燥热伤津，阴液亏损
黄苔	热证、里证	薄黄苔		风热表证，或风寒化热入里之初
		黄滑苔		阳虚寒湿之体，痰饮聚久化热；或为气血亏虚，复感湿热
		黄燥苔		邪热伤津，燥结腑实
		焦黄苔		

续表

苔色	主症	舌象特征	临床意义
黄苔	热证、里证	黄腻苔	湿热或痰热内蕴，或为食积化腐
灰黑苔	阴寒内盛，或里热炽盛	白腻灰黑苔	阳虚寒湿内盛；痰饮内停
		黄腻灰黑苔	湿热内蕴日久
		苔焦黑干燥	热极津枯；阴虚火旺
		霉酱苔	湿浊宿食，积久化热

七、望舌下络脉

　　正常人的舌下络脉（图1-61），第一，长度不超过舌下肉阜与舌尖连线的五分之三；第二，暗红或淡紫色的；第三，直径不超过2.7mm。

　　望舌下络脉主要观察其长度、形态、色泽、粗细、舌下小血络等变化（图1-62～图1-64）。

　　望舌下络脉的方法是：让患者张口，将舌体向上颚方向翘起，舌尖轻抵上颚，勿用力太过，使舌体自然放松，舌下络脉充分显露。首先观察舌系带两侧大络脉的长短、粗细、颜色，有无怒张、弯曲等异常改变，然后观察周围细小络脉的颜色、形态有无异常。舌下络脉的病理变化，主要表现于色泽和形态两方面。

舌脉变化		临床意义
色	形	
色淡	短细	气血不足
色青紫	粗长或怒张	气滞血瘀

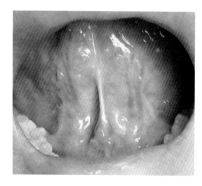

图1-61　正常舌脉

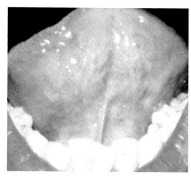

图1-62　细淡舌脉

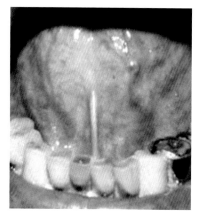

图1-63　青紫舌脉（一）

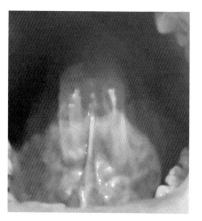

图1-64　青紫舌脉（二）

八、舌象分析要点与舌诊意义

（一）舌象分析的要点

1. 察舌的神气和胃气

舌象有神气、有胃气者，说明病情较轻，正气未衰，或疾病虽重，但预后较好；舌象无神气、无胃气者，说明病情较重，或不易恢复，预后较差。

2. 舌体与舌苔要综合分析

一般认为，舌质颜色、形态主要反映脏腑气血津液的情况；舌苔的变化，主要与感受病邪和病证的性质有关。所以，察舌质可以了解脏腑虚实、气血津液的盛衰；察舌苔重在辨别病邪的性质、邪正的消长及胃气的存亡。临床诊病时，不仅要分别掌握舌质、舌苔的基本变化及其主病，还应注意舌质和舌苔之间的相互关系，综合起来进行判断。

（1）舌苔或舌质单方面异常　一般无论病之新久，提示病情尚属单纯。

（2）舌苔和舌质均出现异常　一般有两类。

① 舌质与舌苔变化一致：提示病机相同，所主病证一致，说明病变比较单纯。

② 舌苔和舌质变化不一致：舌质与舌苔不一致，甚至相反的变化，多提示病因病机比较复杂，此时应对二者的病因病机以及相互关系进行综合分析。

3. 舌象的动态分析

在疾病发展过程中，无论外感或内伤，都有一个发生、发展及转归的变动过程，舌象作为反映疾病的敏感体征，亦会随之发生相应的改变，通过对舌象的动态观察，可以了解疾病的进退、顺逆等病变势态。

（二）舌诊的临床意义

舌诊简便易行，舌象的变化能较客观准确地反映病情，可作为诊断疾病、了解病情的发展变化和辨证的重要依据。

1. 分析病位浅深

一般情况下，病邪轻浅多见舌苔变化，其苔质偏薄，提示病邪多在体表；而病情深重可见舌苔舌质均可发生明显的改变。

2. 区别病邪的性质

不同的病邪侵袭人体，其舌象特征表现各不相同。

3. 判断邪正的盛衰

正气之盛衰，可在舌象方面反映出来。

4. 分析病势进退

通过对舌象的动态观察，可测知疾病发展的进退趋势。

5. 推测病情预后

舌荣有神，舌面有苔，舌态正常者，为邪气未盛，正气未伤，胃气未败，预后较好；舌质枯晦，舌苔无根，舌态异常者，为正气亏虚，胃气衰败，病情多凶险。

第四节　望小儿指纹

望小儿指纹，指观察小儿两手食指掌侧的浅表络脉。适用于3岁以内的儿童。因为3岁以内的孩子，食指络脉较清楚；而3岁以上，食指掌侧的浅表络脉变的不明显，多用脉诊代替望小儿指纹了。

一、望小儿指纹的原理及意义

望小儿指纹与诊寸口脉意义相同，可以诊察体内的病变。且小儿皮肤较薄嫩，食指络脉易于观察，望指纹较之诊脉更为方便易行，故常以此作为一种辅助诊断方法，弥补小儿脉诊的不足。

二、望小儿指纹的方法

抱小儿面向光亮，医生用左手拇指和食指握住小儿食指末端，再以右手拇指的侧缘在小儿食指掌侧前缘从指尖向指根部轻推几次，用力要适中，使络脉显露，便于观察。

三、正常小儿指纹

小儿食指按指节分为三关：食指第一节，即掌指横纹至第二节横纹之间，为风关；第二节，即第二节横纹至第三节横纹之间，为气关；第三节，即第三节横纹至指端，为命关（图1-65）。

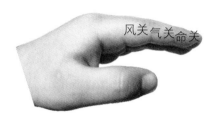

风关气关命关

图1-65 指纹三关示意图

正常食指指纹在掌侧前缘，纹色浅红，红黄相间，络脉隐隐显露于风关之内，粗细适中。

四、病理小儿指纹

	异常指纹	临床意义
浮沉分表里	指纹浮而显露	病邪在表，见于外感表证
	指纹沉隐不显	病邪在里，见于内伤里证
红紫辨寒热	色鲜红	外感风寒表证
	指纹紫红	里热证

异常指纹		临床意义
红紫辨寒热	指纹青色	疼痛、惊风
	指纹淡白	脾虚、疳积
	指纹紫黑	血络郁闭，多属病危之象
淡滞定虚实	指纹浅淡而纤细	虚证
	指纹浓滞而增粗	实证
三关测轻重	指纹显于风关	邪气入络，邪浅病轻，见于外感初起
	指纹达于气关	邪气入经，邪深病重
	指纹达于命关	邪入脏腑，病情严重
	指纹直达指端（透关射甲）	病情凶险，预后不良

第五节　望排出物

　　望排出物是观察患者的分泌物、排泄物和某些排出体外的病理产物的形、色、质、量的变化以诊断病情的方法。包括望痰、涕、涎、唾和呕吐物等。临床观察排出物的形、色、质、量的变化，可了解脏腑功能正常与否，借以推断疾病之寒热虚实。

　　望排出物变化总的规律是：

　　颜色淡或白、质稀者，多属虚证、寒证；

　　颜色深或黄、质稠者，多属实证、热证。

一、望痰

痰是由肺和气道排出的病理性黏液。观察痰的色、质、量，可以判断脏腑的病变和病邪的性质。

临床表现	临床意义
寒痰：痰白清稀	寒邪阻肺，津凝不化或脾阳不足，湿聚为痰
热痰：痰黄质黏稠，甚则结块	邪热犯肺，煎津为痰
燥痰：痰少而黏	燥邪犯肺，耗伤肺津，或肺阴虚津亏，清肃失职
湿痰：痰白滑量多，易咳出	脾失健运，水湿内停，湿聚为痰
咯血：痰中带血，色鲜红	肺阴亏虚和肝火犯肺，火热灼伤肺络，或痰热、邪毒壅阻肺络受损，可见于肺痨、肺癌
咯吐脓血痰，气腥臭（肺痈）	热毒蕴肺，化腐成脓

二、望涕

涕是鼻腔分泌的黏液，涕为肺之液。流涕多因六淫侵袭、肺失宣肃，或热邪熏蒸、气血腐败成涕，或气虚阳亏、津液失固所致。

临床表现	临床意义
新病鼻流清涕	外感风寒
新病鼻流浊涕	外感风热
鼻鼽：反复阵发性清涕量多如注，伴鼻痒、喷嚏频作者	肺气虚，卫表不固
鼻渊：久流浊涕，质稠、量多、气腥臭	湿热蕴阻

三、望涎唾

涎唾是口腔中的黏液与唾液，其中清稀水样的称为涎，黏稠泡沫状的称为唾。涎为脾之液，由口腔分泌，具有濡润口腔、协助进食和促进消化的作用。望涎主要诊察脾与胃的病变。唾为肾之液，亦与胃有关。

	临床表现	临床意义
涎	口流清涎量多	脾胃虚寒
	口时吐黏涎	脾胃湿热
	小儿口角流涎，涎渍颐下	脾虚不能摄津；胃热虫积
	睡中流涎	胃中有热或宿食内停，痰热内蕴
唾	时时吐唾	胃中虚冷，肾阳不足
	多唾	胃中有宿食或湿邪留滞

四、望呕吐物

呕吐是胃气上逆所致，外感内伤皆可引起。呕吐物有多种多样，有饮食物、有清水或痰涎，亦可能混有脓、血等。通过观察其形、色、质、量的变化，有助于了解呕吐的原因和病性的寒热虚实。

色质	临床意义
寒呕：呕吐物清稀无酸臭	脾胃阳虚，或寒邪犯胃
热呕：呕吐物秽浊有酸臭味	邪热犯胃
痰饮：呕吐清水痰涎，胃有振水声，口干不饮	脾失健运，水饮内停，胃失和降
呕吐不消化、气味酸腐的食物	伤食
呕吐黄绿苦水	肝胆郁热或湿热
吐血色暗红或紫暗有块，夹有食物残渣	胃有积热，或肝火犯胃，或胃腑血瘀

第二章

闻诊

　　闻诊是通过听声音和嗅气味以了解健康状况，诊察疾病的方法。听声音包括听辨患者的语声、语言、呼吸、咳嗽、呕吐、呃逆、嗳气、太息、喷嚏、呵欠、肠鸣等各种声响。嗅气味包括嗅病体发出的异常气味、排出物及病室的气味。人体的各种声音和气味，都是在脏腑生理活动和病理变化过程中产生的，所以鉴别声音和气味的变化，可以判断出脏腑的生理和病理变化。

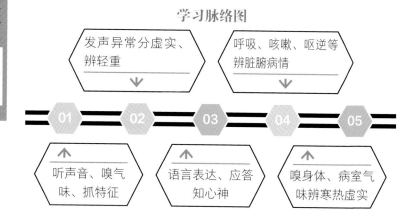

学习脉络图

发声异常分虚实、辨轻重

呼吸、咳嗽、呕逆等辨脏腑病情

01　02　03　04　05

听声音、嗅气味、抓特征

语言表达、应答知心神

嗅身体、病室气味辨寒热虚实

第一节　听声音

听声音是指听辨患者语声、语言、气息的高低、强弱、清浊、缓急变化，以及咳嗽、呕吐、肠鸣等声响，以判断脏腑功能与病变性质的诊病方法。

声音的发出，大多是肺、喉、会厌、舌、齿、唇、鼻等器官的协调活动，共同发挥作用的结果。

肺→主气，司呼吸→气动则有声→肺为发声的动力

喉→声由喉出

肾→主纳气，为气之根→肾间动气上出于舌而后能发出声音

肝→主疏泄，可调畅气机

脾→气血生化之源

心→主神志→言语发声受心神支配

　　　　　　　　　均与发声相关

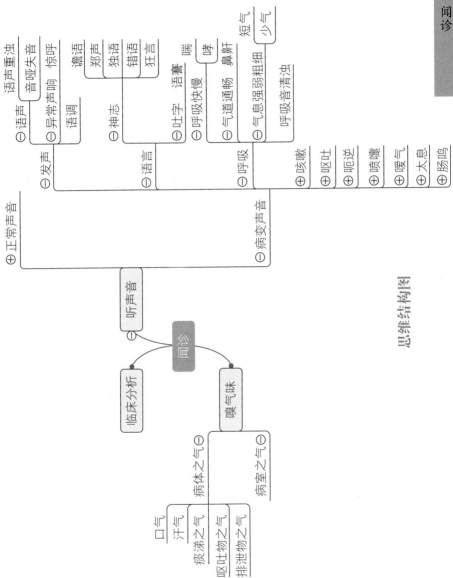

思维结构图

听辨声音不仅可以诊察发音器官的病变，还可以根据声音的变化，进一步诊察体内各脏腑的变化。

一、正常声音

正常声音，是指人在正常生理状态下发出的声音，又称为"常声"。

正常声音特点：发声自然，声调和畅，语言流畅，应答自如，言与意符。是气血充盈，发音器官和脏腑功能正常的表现。

由于年龄、性别及禀赋之不同，正常人的声音也有差异，每个人的声音都有其个性特征。

> 男性多声低而浊
> 女性多声高而清
> 儿童则声音尖利清脆
> 老年人声音多浑厚而低沉

语声的变化亦与情志有关。

> 喜时发声多欢悦
> 怒时发声多忿厉而急
> 悲哀时发声多悲惨而断续
> 快乐时发声多舒畅而和缓
> 敬则发声多正直而严肃
> 爱则发声多温柔

二、病变声音

病变声音是指疾病反映在语声、语言及人体其他声响方面的变化，除正常生理变化和个体差异外的声音，均属病变声音。

听病变声音的内容主要包括：听辨患者的发声、语言、鼻鼾、呼吸、咳嗽、呕吐、呃逆、嗳气、太息、喷嚏、肠鸣等。

（一）发声

发声主要指患者在病变过程中说话的声音以及呻吟、惊呼等异常声响。通过声音的变化来判断正气的盛衰、邪气的性质及病情的轻重。

语声的辨别要注意语声的有无，语调的高低、强弱、清浊、锐钝，以及有无异常声响，以供辨证参考。

辨证规律：

声音高亢洪亮有力、连续→阳证、实证、热证→阳盛气实，功能亢奋

低微细弱，声音断续而懒言→阴证、虚证、寒证→禀赋不足，气血虚损

症状	特征		临床意义
语声重浊（声重）	发出的声音沉闷而不清晰或似有鼻音		外感风寒，或湿浊阻滞
音哑与失音	音哑：语声嘶哑 失音：语而无声	新病音哑或失音者	实证，"金实不鸣"；多因外感风寒或风热袭肺，或痰湿壅肺所致
		久病音哑或失音	虚证，"金破不鸣"；多因各种原因导致阴虚火旺，或肺气不足，津亏肺损，声音难出
		久病重病，突现语声嘶哑	脏气将绝之危象
		暴怒喊叫或持续高声宣讲致音哑或失音	耗气伤阴，咽喉失润

症状	特征		临床意义
音哑 与失音	音哑：语 声嘶哑 失音：语 而无声	妇女妊娠后 期出现音哑或 失音（子喑）	胞胎阻碍肾之经脉；一般 分娩后即愈
惊呼	突然发出 的惊叫声	其声尖锐， 表情惊恐	剧痛或惊恐
		小儿阵发 惊呼	受惊
		成人发出 惊呼	除惊恐外，多属剧痛，或 精神失常

（二）语言

主要是指患者语言的表达与应答能力有无异常、吐字的清晰程度等。

语言的异常，主要是心神的病变。

症状	特征	临床意义
谵语	神志不清，语无伦次， 声高有力	实证，见于外感热病，温病热 入心包或阳明腑实证、痰热扰乱 心神
郑声	神志不清，语言重复， 时断时续，语声低弱模糊	虚证，久病脏气衰竭，见于疾 病的晚期、危重阶段
独语	自言自语，喃喃不休， 见人语止，首尾不续	阴证，心气不足，或气郁痰 阻，常见于癫病、郁病
错语	神志清楚而语言时有错 乱，说后自知言错	虚证多因心气不足，神失所 养，多见于久病体虚或老年脏气 衰微之人

续表

症状	特征	临床意义
错语	神志清楚而语言时有错乱，说后自知言错	实证多为痰浊、瘀血、气郁等阻碍心神所致
狂言	精神错乱，语无伦次，狂躁妄言	阳证、实证，情志不遂，气郁化火，痰火互结，内扰神明；常见于狂病、伤寒蓄血证
语謇	神志清楚、思维正常，但语言不流利，或吐字不清	因习惯而成者，称为口吃，不属病态
		病中见之，每与舌强并见，多因风痰阻络所致，为中风之先兆或中风后遗症

（三）呼吸

闻呼吸是诊察患者呼吸的快慢、是否均匀通畅，以及气息的强弱粗细、呼吸音的清浊等。

有病而呼吸正常→形病气未病
呼吸异常→形气俱病

呼吸气粗，疾出疾入→属实证
呼吸气微，徐出徐入→属虚证

症状	特征		临床意义
喘（气喘）	呼吸困难、短促急迫，甚至张口抬肩，鼻翼煽动，难以平卧	发作急骤，呼吸深长，声高息粗，以呼出为快，形体强壮，脉实有力	实喘，风寒袭肺或痰热壅肺、痰饮停肺

续表

症状	特征		临床意义
喘（气喘）	呼吸困难、短促急迫，甚至张口抬肩，鼻翼煽动，难以平卧	发病缓慢，声低气怯，息短不续，动则喘甚，唯以深吸为快，形体羸弱，脉虚无力	虚喘，肺气不足，肺肾亏虚
哮	呼吸急促似喘，喉间有哮鸣音，常反复发作，缠绵难愈		痰饮内伏，复感外邪而诱发；或因久居寒湿之地，或过食酸咸生冷等而诱发
短气	呼吸气急短促，气短不足以息，数而不相接续，似喘而不抬肩，喉中无痰鸣音	兼有形瘦神疲，声低息微	虚证短气，体质虚弱或元气亏损
		呼吸声粗，或胸部室闷，或胸腹胀满	实证短气，痰饮、胃肠积滞或气滞或瘀阻
少气（气微）	呼吸微弱而声低，气少不足以息，言语无力		诸虚劳损，久病体虚或肺肾气虚所致
鼻鼾	熟睡或昏迷时鼻喉发出的一种声响	熟睡有鼾声，但又无其他明显症状	慢性鼻病，或睡姿不当；老年人及体胖多痰者较常见
		昏睡不醒或神志昏迷而鼾声不断	多属高热神昏，或中风入脏之危候

哮与喘的区别

喘不兼哮，但哮必兼喘。

喘以气息急迫、呼吸困难为主；哮以喉间哮鸣声为特征。临床上哮与喘常同时出现，所以常并称为哮喘。

（四）咳嗽

咳嗽是指有气上升至喉咙，声道关闭，突然开放发出的一种"咳—咳"声音。多因六淫外邪袭肺、内伤损肺或有害气体刺激等而致肺失宣降，肺气上逆所致。咳嗽多见于肺系疾病，然而其他脏腑病亦可影响到肺而伴见有咳嗽。故《素问·咳论》曰："五脏六腑皆令人咳，非独肺也"。

古人将其分为三种，有声无痰谓之咳，有痰无声谓之嗽，有痰有声谓之咳嗽。

临床上首先应分辨咳声和痰的色、量、质的变化，以及发病时间、病史及兼症等，以鉴别病证的寒热虚实。

辨证规律：

咳声重浊紧闷→实证→寒痰湿浊停聚于肺，肺失肃降所致
咳声轻清低微→虚证→久病耗伤肺气，失于宣降所致

常见咳声异常及其临床意义表

咳声异常表现	临床意义
咳声重浊，痰白清稀，鼻塞不通	风寒袭肺
声高响亮，痰稠色黄，不易咳出	热证，热邪犯肺
咳嗽痰多，易于咳出	痰浊阻肺
干咳无痰或痰少而黏，不易咳出	燥邪犯肺或阴虚肺燥
咳呈阵发连续不断，咳止时常有鸡鸣样回声（顿咳，百日咳）	风邪与痰热搏结，常见于小儿
咳声如犬吠，伴有声音嘶哑，吸气困难，喉中有白膜生长，擦破流血，随之复生	时行疫毒攻喉，多见于白喉

（五）呕吐

呕吐是指饮食物、痰涎等胃内容物上涌，由口中吐出的症状。是胃失和降，胃气上逆的表现。

前人以有声无物为干呕，有物无声为吐，有声有物为呕吐。但临床上难以截然分开，故一般统称为呕吐。

根据呕吐声音的强弱和吐势的缓急，可判断证的寒热虚实属性。一般暴病多实，久病多虚。对于某些比较特殊的呕吐，应四诊合参，综合分析，方可作出准确的诊断。

呕吐异常表现及其临床意义表

呕吐异常表现	临床意义
吐势徐缓，声音微弱，呕吐物清稀	虚寒证；脾胃阳虚，脾失健运，胃失和降，胃气上逆
吐势较猛，声音壮厉，呕吐出黏稠黄水，或酸腐或苦	实热证；常因邪热犯胃，胃失和降，胃气上逆
呕吐呈喷射状	热扰神明，或因头颅外伤，或脑髓有病
呕吐酸腐味食物	伤食；多因暴饮暴食，或过食肥甘厚味
共同进餐者多人发生吐泻	可能为食物中毒
朝食暮吐，暮食朝吐	反胃，多属脾阳虚证
口干欲饮，饮后则吐（水逆）	饮邪停胃，胃气上逆

（六）呃逆

呃逆是指从咽喉发出的一种不由自主的冲击声，呃呃作响，声短而频，不能自制的症状。俗称打呃，唐代以前称"哕"。是胃气上逆的表现。

临床上根据呃声的高低强弱，间歇时间的长短不同，来判断病证的虚实寒热性质。

呃逆异常表现及其临床意义表

呃逆异常表现	临床意义
呃声频作，高亢而短，其声有力	实证
呃声低沉，声弱无力	虚证
新病呃逆，其声有力	寒邪或热邪客于胃
久病、重病呃逆不止，声低气怯无力	胃气衰败之危候
突发呃逆，呃声不高不低，持续时间短暂，无其他病史及兼症	饮食刺激，或偶感风寒，一般为时短暂，不治自愈

（七）嗳气

嗳气是指胃中气体上出咽喉所发出的一种声长而缓的症状。俗称"打饱膈"，古称"噫"。是胃气上逆的一种表现。临床根据嗳声和气味的不同，可判断虚实寒热。

嗳气异常表现及其临床意义表

嗳气异常表现	临床意义
嗳气酸腐，兼脘腹胀满	宿食内停，属于实证
嗳气频作而响亮，嗳气后脘腹胀减，嗳气发作因情志变化而增减	肝气犯胃，属于实证
嗳气频作，兼脘腹冷痛，得温症减	寒邪犯胃，或为胃阳亏虚
嗳声低沉断续，无酸腐气味，兼见食少纳呆	脾胃虚弱，属虚证。多见于老年人或久病体虚之人
饱食或喝碳酸饮料之后，偶有嗳气，无其他兼症	不属病态

（八）太息

太息又称叹息，指患者情志抑郁，胸闷不畅时发出的长吁或短叹声。常是情志不遂，肝气郁结的表现。

（九）喷嚏

喷嚏是指肺气上逆于鼻而发出的声响。应注意喷嚏的次数及有无兼症。偶发喷嚏，不属病态。

喷嚏异常表现及其临床意义表

喷嚏异常	临床意义
新病喷嚏，兼有恶寒发热，鼻塞流清涕	外感风寒，鼻窍不利之故，属表寒证
季节变化，反复出现喷嚏，鼻痒，流清涕	属于气虚、阳虚之体，易受风邪袭

（十）肠鸣

指腹中胃肠蠕动所产生的声响。

在正常情况下，肠鸣声低弱而和缓，一般难以直接闻及，而当腹中气机不利，导致胃肠中水气相搏发出的声响，则可闻及。

临床根据肠鸣发生的频率、强度、音调等，结合进食、是否嗳气、呕吐与排便等情况加以辨别。当肠道传导失常或阻塞不通时，则肠鸣声高亢而频急，或肠鸣音减少甚至完全消失。

肠鸣异常表现及其临床意义表

肠鸣异常表现		临床意义
肠鸣增多	脘腹部鸣响如囊裹浆，辘辘有声者，行走或推抚脘部时，其声下移者，称为振水声	若是饮水过后出现多属正常；若非饮水而常见此声者，多为水饮留聚于胃，阻遏中焦气机

续表

肠鸣异常表现		临床意义
肠鸣增多	鸣响在脘腹，如饥肠辘辘，得温得食则减，饥寒则重	中气不足，胃肠虚寒
	肠鸣高亢而频急，脘腹痞满，大便泄泻	感受风寒湿邪，胃肠气机紊乱
	肠鸣高亢，伴有腹痛，便急难忍，腹泻，或水样便，或伴见呕吐	饮食不洁
	肠鸣阵作，伴有腹痛欲泻，泻后痛减，胸胁满闷不舒	肝脾不调
肠鸣稀少		肠道传导功能障碍。实热蕴结肠胃；肝脾不调，气机郁滞；脾肺气虚，肠道虚弱；阴寒凝滞，气机闭阻等所致
肠鸣音完全消失，脘腹部胀满疼痛拒按		肠道气滞不通之重证，可见于肠痹或肠结等病

第二节　嗅气味

　　嗅气味，是通过嗅辨患者身体与病室气味以诊察疾病的方法。由于邪气侵扰，气血运行失常，脏腑功能失调，秽浊产物排出不利，产生腐浊之气，可有体气、口气、分泌物、排泄物的气味异常。

气味酸腐臭秽→多属实热；气味偏淡或微腥→多属虚寒。

一、病体之气

病体散发的各种异常气味，临床上除医生直接闻及了解外，还可通过询问患者或陪诊者而获知。

（一）口气

口气是指从口中散发出的异常气味。正常人呼吸或讲话时，口中无异常气味散出。若口中散发臭气者，称为口臭，多与口腔不洁、龋齿、便秘及消化不良等因素有关。

口气异常表现及其临床意义表

口气异常	临床意义
口气酸臭，兼见食少纳呆，脘腹胀满	食积胃肠
口气臭秽	胃热
口气腐臭，或兼咳吐脓血	内有溃腐脓疡
口气臭秽难闻，牙龈腐烂	牙疳

（二）汗气

汗气是指患者随汗出而散发出的气味。

汗气异常	临床意义
汗出腥膻	多见于风温、湿温、热病
汗出腥臭	瘟疫或暑热火毒炽盛
腋下随汗散发阵阵臊臭气味	湿热内蕴，可见于狐臭

（三）痰涕之气

正常状态下，人体排出少量痰和涕，无异常气味。

痰涕气的异常	临床意义
咳吐痰涎清稀量多，无特异气味	寒证
咳痰黄稠味腥	肺热壅盛
咳吐浊痰脓血，腥臭异常	肺痈，为热毒炽盛所致
鼻流浊涕腥秽如鱼脑	鼻渊
鼻流清涕无气味	外感风寒

（四）呕吐物之气

异常表现	临床意义
呕吐物清稀无臭味	胃寒
气味酸腐臭秽	胃热
呕吐未消化食物，气味酸腐	食积
呕吐脓血而腥臭	内有痈疡

（五）排泄物之气

包括二便及妇女经、带等的异常气味，应结合望诊、问诊综合判断。

异常表现	临床意义
大便臭秽难闻	肠中郁热
大便溏泄而腥	脾胃虚寒
大便泄泻臭如败卵，或夹有未消化食物，矢气酸臭	伤食

异常表现	临床意义
小便黄赤混浊，臊臭异常	膀胱湿热
尿液若散发出烂苹果样气味	消渴病后期
妇女月经臭秽	热证
经血味腥	寒证
带下臭秽而黄稠	湿热
带下腥臭而清稀	寒湿
崩漏或带下奇臭，兼见颜色异常	可能为癌症

二、病室之气

病室之气是由病体本身或排泄物、分泌物散发而形成。气味从病体发展到充斥病室，说明病情危重。临床上通过嗅病室气味，可作为推断病情及诊断特殊疾病的参考。

病室之气	临床意义
臭气触人	瘟疫类疾病
血腥味	病者多患失血证
腐臭气	病者多患溃腐疮疡
尸臭	脏腑衰败，病情重笃
尿臊味	水肿晚期患者
烂苹果味	重症消渴病患者
蒜臭味	有机磷农药中毒

第三章

问诊

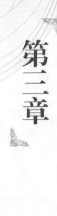

问诊是医生通过对患者或陪诊者进行有目的的询问，以了解病情的方法。

学习脉络图

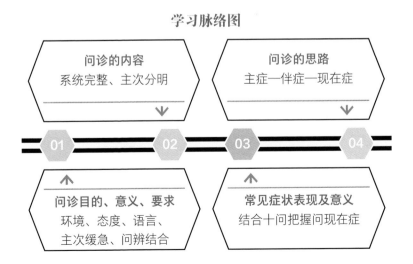

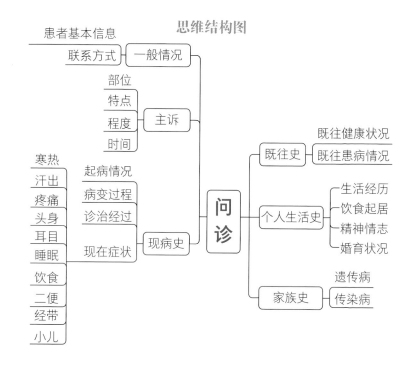

思维结构图

第一节　问诊的意义及方法

一、问诊的意义

问诊是医患之间直接进行语言交流的临床信息采集方法，通过问诊可以快速把握患者就医动机、抓住诊断线索、全面收集病情、早期及时诊断以及促进医患交流、建立医患互信等。

二、问诊的注意事项

（1）环境：诊室安静适宜，以避免各种干扰。

（2）态度：医生要以尊重患者为前提，既要严肃认真，又要和蔼可亲，耐心细致地倾听患者的叙述，并适当给患者以语言和动作方面的反馈。

（3）语言：语言要通俗易懂，不宜使用患者不易理解的医学术语。也要避免诱导或暗示，医生不能凭自己的主观臆断去暗示、诱导或套问患者，以免所获病情资料失真。

（4）主次缓急：问诊要分清主次问诊，围绕主症、有目的有步骤展开询问。对于急诊危重患者，应先扼要询问，抓住主症，迅速抢救治疗；若遇患者意识不清或语言障碍等原因不能自述者，可向陪诊者询问。待患者病情缓解能陈述时，再进行详细询问，加以核实或补充。

（5）问辨结合：边问边辨，边辨边问，问辨结合，减少问诊的盲目性，逐渐融入其他三诊。

第二节　问诊的内容

问诊主要包括一般情况、主诉、现病史、既往史、个人生活史、家族史。

一、一般情况

一般情况包括姓名、性别、年龄、婚否、民族、职业、籍贯、工作单位、现住址、联系方式等。

意义 { ① 以便与患者或家属进行联系和随访，以便对患者的诊治负责
② 使医生获得与疾病有关的资料，为疾病的诊断提供一定的依据

二、主诉

主诉是患者对就诊原因的叙述，即促使患者就诊的最感痛苦的症状、体征及其持续时间。

主诉一般只有1～2个症状，但往往是当前疾病的主症，体现当前疾病的主要矛盾。

描述主诉时一般不能用诊断性术语。但若患者就诊时无自觉症状，甚或望、闻、切诊均未发现异常体征，仅仅是现代医学体检、化验或仪器检查发现异常时可以例外。

三、现病史

现病史是指患者从起病到本次就诊时疾病的发生、发展及其诊治的经过，包括四个方面。

项目	内容	意义
起病情况	发病时间、起病缓急、发病原因或诱因、最初症状及其性质、部位、当时处理情况等	起病急、病程短者，多为外感病，多属实证
		患病已久，反复发作，多为内伤病，多属虚证或为虚实夹杂证
		暴饮暴食而致胃脘胀满疼痛者，多属食滞胃脘
		长期贪凉喜冷而致胃脘隐隐作痛者，多属胃阳虚损
病变过程	患者起病到本次就诊时病情发展变化情况	有助于了解疾病的病机演变情况及发展趋势
诊治经过	患病后至此次就诊前所接受过的诊断与治疗情况	对当前的诊断和治疗有重要的参考和借鉴作用
现在症状	患者就诊时所感到的痛苦和不适	辨病辨证的主要依据

四、既往史

既往史是指患者平素的身体健康状况和过去的患病情况，又称过去病史。

项目	内容	意义
既往健康状况	既往的健康状况	素体健壮者，现患疾病多属实
		素体虚弱者，现患疾病多属虚
		素体阴虚者，易感温燥之邪而多为热证
		素体阳虚者，易感寒湿而多为寒证、湿证等
既往患病情况	① 曾患疾病情况 ② 有无药物或物品的过敏史及手术史等	分析与现患疾病是否存在密切关系，对诊断现患病有一定的参考价值

五、个人生活史

个人生活史包括患者的生活经历、平素的饮食起居、精神情志及婚育状况等。

项目	内容	意义	
生活经历	出生、居住地及经历地（特别注意地方病、传染病流行区域；患者居住环境与条件）	分析现患疾病是否与生活经历有关	居住疟疾高发地区，易患疟疾
			久居潮湿地带，易患风湿痹病

项目	内容	意义	
饮食起居	平时的饮食嗜好与生活起居习惯等	分析发病原因	嗜食肥甘者，多病痰湿
			偏食辛辣者，易患热证
			贪食生冷者，可致寒证
			饮食无节、嗜酒过度者，易患胃病、肝病
			好逸懒动者，易生痰湿
			劳累过度、房事不节者，多患诸虚劳损
		分析患者体质及判断病性	素体阳气偏盛者多喜凉恶热
			素体阴气偏盛者多喜热恶凉
精神情志	患者平素的性格特征、疾病的发生变化与情志的关系	分析发病原因、病性及体质特点	平素性格内向，或忧思恼怒者，易患郁证
			病起于情志刺激者，多出现肝气郁结、肝郁化火等证候表现
婚育状况	① 成年男女应询问其结婚年龄、生育及配偶健康状况、传染病、遗传病等 ② 女性患者记录经、带、胎、产情况 ③ 已婚妇女询问妊娠次数、生产胎数及有无流产、早产和难产等	对诊断生殖相关疾病及了解身体整体状况具有重要意义	

六、家族史

内容	意义
与患者有血缘关系的直系亲属及与本人生活有密切关系的亲属的健康与患病情况	有助于某些遗传性疾病和传染性疾病的诊断
亲属的死亡原因	

第三节　问现在症

问现在症是询问患者就诊时所感受到的痛苦和不适，以及与病情相关的全身情况。

问现在症内容广泛，明代医学家张景岳在总结前人问诊经验的基础上，编成《十问篇》，清代陈修园将其略作修改，而成《十问歌》："一问寒热二问汗，三问头身四问便。五问饮食六胸腹，七聋八渴俱当辨。九问旧病十问因，再兼服药参机变。妇女尤必问经期，迟速闭崩皆可见。再添片语告儿科，天花麻疹全占验。"根据临床需要进行了修改，编成新十问歌。临床运用时，还需灵活而有主次，不可机械套问。

新十问歌

一问寒热二问汗，三问疼痛四头身。
五问耳目六睡眠，七问饮食八二便。
九问经带十小儿，围绕主症诊疗鉴。

一、问寒热

指询问患者有无怕冷或发热的感觉。寒与热是临床最常见症状，为问诊的重点内容。

【意义】辨别病邪性质和机体阴阳盛衰的重要依据。

【寒热的概念】

分类		临床特征
寒 （自觉怕冷 的感觉）	恶风	患者遇风觉冷，避之可缓
	恶寒	患者自觉怕冷，多加衣被或近火取暖仍不能缓解
	畏寒	患者自觉怕冷，多加衣被或近火取暖能够缓解
热 （发热）		患者体温升高
		体温正常而患者自觉全身或局部（如手足心）发热感觉

【寒热产生机理】

寒热产生取决于病邪的性质和机体阴阳的盛衰两个方面。

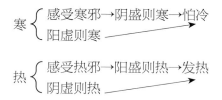

寒 { 感受寒邪→阴盛则寒→怕冷
    阳虚则寒

热 { 感受热邪→阳盛则热→发热
    阴虚则热

【问诊方法】问寒热时首先应该询问患者有无怕冷或发热的症状。如有寒热的症状，必须询问怕冷与发热是否同时出现，还应注意询问寒热的新久、轻重程度、持续时间的长短，寒热出现有无时间或部位特点，寒热与体温的关系，寒热消长或缓解的条件，及其兼症等。

（一）恶寒发热

恶寒发热是指患者恶寒与发热同时出现，是表证的特征性症状。

病机 {
外邪侵袭肌表，卫阳被遏，肌腠失于温煦→恶寒
正气奋起抗邪，正邪交争，卫阳失于宣发，则郁而→
发热
邪正相争→恶寒与发热并见
}

分类	特征	病因	临床意义
恶寒重发热轻	感觉怕冷明显，并有轻微发热	外感风寒之邪	主风寒表证
发热重恶寒轻	患者自觉发热较重，同时又有轻微怕冷的症状	外感风热之邪	主风热表证
发热轻而恶风	患者自觉有轻微发热，并有遇风觉冷，避之可缓的症状	外感风邪	主伤风表证

（二）但寒不热

但寒不热是指患者只感寒冷而不发热的症状，是里寒证的特征。多为感受寒邪或阳气不足。

分类	特征	临床意义	病机
新病恶寒	病初即感觉怕冷，但体温不高	主里实寒证	感受寒邪较重，寒邪直中脏腑、经络，郁遏阳气，机体失于温煦
久病畏寒	经常怕冷，四肢凉，得温可缓	主里虚寒证	阳气虚衰，形体失于温煦

（三）但热不寒

但热不寒是指患者只觉发热，而无怕冷之感或反恶热的症状。多为阳盛；或阴虚。

分类	特征		临床意义
壮热	高热（体温在39℃以上）持续不退，不恶寒只恶热		伤寒阳明经证或温病气分证
潮热	按时发热，或按时热势加重，如潮汐之有定时	阳明潮热：日晡（下午3～5时，申时）发热明显，且热势较高，兼见口渴饮冷、腹胀便秘等症	伤寒之阳明腑实证
		阴虚潮热：午后和夜间有低热，兼见颧红、盗汗、五心烦热等；严重者，感觉有热自骨内向外透发（骨蒸潮热）	阴虚火旺
		湿温潮热：午后热甚，兼见身热不扬（即肌肤初扪之不觉很热，但扪之稍久即感灼手）、头身困重等症	湿温病
微热	发热不高，体温一般在38℃以下，或仅自觉发热的症状	气虚发热：长期微热，劳累则甚，兼倦怠疲乏、少气、自汗等症	温病后期和某些内伤杂病
		阴虚发热：长期低热，兼颧红、五心烦热等症	
		气郁发热：每因情志不舒而时有微热，兼胸闷、急躁易怒等症	
		小儿夏季热：炎热时长期发热，兼有烦渴、多尿、无汗等症，至秋凉可自愈	

（四）寒热往来

指患者自觉恶寒与发热交替发作的症状。是正邪相争，互为进退的病理反映，常见于伤寒病的少阳病证，为邪在半表半里证的特征。

分类	特征	临床意义	病机
寒热往来无定时	自觉时冷时热，一日多次发作而无时间规律	少阳病	外感病邪至半表半里阶段时，正邪相争，正胜则发热，邪胜则恶寒
寒热往来有定时	恶寒战栗与高热交替发作，每日或二三日发作一次，发有定时	疟疾	疟邪侵入人体，潜伏于半表半里的部位，入与阴争则寒，出与阳争则热

二、问汗

汗是阳气蒸化津液经玄府达于体表而成。正常汗出有调和营卫，调节体温，滋润皮肤的作用。正常人在体力活动、进食辛辣、气候炎热、衣被过厚、情绪激动等情况下容易出汗，属于正常生理现象。若当汗出而无汗，不当汗出而多汗，或仅见身体的某一局部汗出，均属病理现象。

汗形成机制示意图

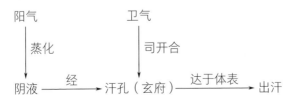

【意义】判断病邪的性质和机体阴阳的盛衰有着重要的意义。

【问诊方法】首先询问患者汗出与否。若有汗，则应进一步询问汗出的时间、多少、部位及其主要兼症，以及近期是否有服用发汗的中西药等；若无汗，则应重点询问其兼症，以进一步明确诊断。

（一）有汗无汗

在疾病过程中，特别是外感病，汗的有无，是判断病邪性质和卫阳盛衰、津液盈亏的重要依据。

分类		临床意义	病机
无汗	表证	风寒表证	外感寒邪，腠理致密，玄府闭塞
	里证	久病阳虚或津血亏虚	阴津亏虚，化汗乏源；或阳气亏虚，无力化汗
有汗	表证	风热表证；风邪犯表证	热邪袭表，迫津外泄；风性开泄，肌腠疏松
	里证	里热证；里虚证（阳气亏虚或阴虚内热）	里热炽盛，迫津外泄；阳气亏虚，肌表不固，或阴虚内热，蒸津外泄

（二）特殊汗出

指具有某些特征的病理性汗出。见于里证。

分类	特征	临床意义
自汗	醒时经常汗出，活动后尤甚	气虚证、阳虚证
盗汗	睡时汗出，醒则汗止	多见于阴虚证
绝汗（脱汗）	病情危重，汗出不止	冷汗淋漓如水，面色苍白，肢冷脉微者，属亡阳之汗

续表

分类	特征	临床意义	
绝汗（脱汗）	病情危重，汗出不止	汗热而黏如油，烦躁口渴，脉细数或疾者，属亡阴之汗	
战汗	患者先恶寒战栗而后汗出	邪正相争，疾病发展转折点	汗出热退，脉静身凉，提示邪去正复，疾病向愈
			汗出身热不退，烦躁不安，脉来急疾，提示邪盛正衰，病情恶化
黄汗	汗出沾衣，色如黄柏汁	风湿热邪交蒸	

（三）局部汗出

身体某一部位的汗出，也是体内脏腑病变的反映。询问局部汗出的情况及其兼症，有助于病证的诊断。

分类	特征	临床意义
头汗	汗出仅见头部，或头颈部汗出量多	上焦热盛，迫津外泄
		中焦湿热蕴结，湿郁热蒸，迫津上越
		元气将脱，阴阳离决，虚阳上越，津随阳泄
		纯阳之体，睡时阳气聚会于头部，蒸津而外泄
手足汗出	手足心汗出量多	阴虚内热，迫津外泄；阳明燥热内结；脾胃湿热内盛

续表

分类	特征	临床意义
心胸汗出	心胸部易出汗或汗出过多	虚证
半身汗出	仅一侧身体汗出，或左侧，或右侧，或上半身，或下半身	风痰、痰瘀、风湿等阻滞经络，营卫不能周流，气血失和，多见于痿病、中风及截瘫患者

三、问疼痛

疼痛是临床上最常见的一种自觉症状。患病机体的各个部位皆可发生。

疼痛形成机制图

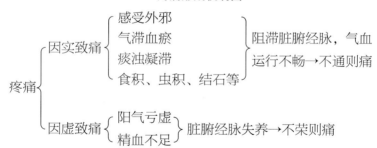

【问诊方法】应注意询问疼痛的部位、性质、程度、时间及喜恶等。

（一）问疼痛的性质

询问疼痛的性质，可以辨别疼痛的病因与病机。

常见疼痛性质特征及临床意义表

分类	特征	临床意义
胀痛	疼痛兼有胀感或胀甚于痛	气滞； 若头目胀痛为肝阳上亢或肝火上炎
刺痛	疼痛如针刺或刀割	瘀血
窜痛	疼痛部位走窜不定，或攻冲作痛	气滞
固定痛	疼痛部位固定不移	胸胁脘腹等处固定痛多为瘀血 四肢关节固定痛多为寒湿、湿热阻滞或热壅血瘀
游走痛	疼痛部位游走不定	四肢关节的游走痛，多见于风湿痹病
冷痛	疼痛有灼热感而喜凉	阳气亏虚；寒邪阻络
灼痛	疼痛有冷感而喜暖	火邪窜络；阴虚火旺
绞痛	痛势剧烈，如刀绞割	有形实邪阻闭，或寒邪凝滞气机
隐痛	疼痛不剧烈，尚可忍耐，但绵绵不休	阳气精血亏虚，阴寒内盛
重痛	疼痛兼有沉重感	湿邪
酸痛	疼痛兼有酸软感	湿邪；肾虚
掣痛	抽掣牵引作痛，由一处连及它处	经脉失养或阻滞不通
空痛	疼痛兼有空虚感	气血亏虚，阴精不足

疼痛虚实鉴别要点

分类	病之新久	痛势	喜按与否
实痛	新病多见	痛势剧烈,持续不解	拒按
虚痛	久病多见	痛势较轻,时痛时止	喜按

(二)问疼痛的部位

询问疼痛的部位,可以了解病变所在的脏腑经络,对于诊断有着重要的意义。

分类	特征		临床意义
头痛	头的某一部位或整个头部疼痛	前额连眉棱骨痛	阳明经头痛
		后头连项痛	太阳经头痛
		头两侧痛	少阳经头痛
		巅顶痛	厥阴经头痛
		实证头痛	外感风、寒、暑、湿、燥、火或瘀血、痰浊、郁火、阳亢、癥积、寄生虫等
		虚证头痛	气血阴精亏虚
胸痛	胸的某一部位疼痛;多与心肺病变有关	左胸心前区憋闷作痛,时痛时止,痛引肩臂	胸痹(痰瘀阻滞心脉)
		胸背彻痛剧烈,面色青灰,手足青至节	厥心痛(真心痛)
		胸痛,颧赤,盗汗,午后潮热,咳痰带血	肺痨(肺阴亏虚)

考点	特征		临床意义
胸痛	胸的某一部位疼痛；多与心肺病变有关	胸痛，喘促鼻煽，壮热面赤	肺热病（热邪壅肺）
		胸痛，壮热，咳吐脓血腥臭痰	肺痈（痰热壅肺）
		胸胀痛、窜痛、太息易怒	情志郁结
		胸部刺痛、固定不移	跌打外伤（瘀血阻滞胸部脉络）
		胸肋软骨疼痛而局部高起，皮色不变，或沿肋骨相引掣痛	胁肋痛（气结痰凝血瘀）
胁痛	胁的一侧或两侧疼痛		肝胆病变
脘痛	上腹中部鸠尾下，胃之所在部位疼痛；胃失和降、气机不畅所致	实证者，进食后疼痛加剧	寒、热、气滞、瘀血和食积
		虚证者，进食后疼痛缓解	胃阴虚或胃阳不足
		胃脘冷痛剧烈、得热痛减	寒邪犯胃
		胃脘灼热疼痛、消谷善饥、口臭便秘	胃火炽盛
		胃脘胀痛、嗳气、郁怒则痛甚	胃腑气滞
		胃脘刺痛、痛有定处	胃腑血瘀
		胃脘剧痛暴作，出现压痛及反跳痛	胃穿孔
		胃脘疼痛无规律，痛无休止，明显消瘦	可能胃癌

考点	特征		临床意义
腹痛	剑突下至耻骨毛际以上（胃脘所在部位除外）的腹部疼痛，或其中某一部位疼痛	实证腹痛	寒、热、寒湿、湿热、气滞、瘀血、结石、虫积和食积
		虚证腹痛	气虚、血虚、阳虚、阴虚
		腹部持续性疼痛，阵发性加剧，伴腹胀、呕吐、便闭	肠道麻痹、梗阻、扭转或套叠
		全腹痛，有压痛及反跳痛	腹部脏器穿孔；或热毒弥漫
		脐外侧及下腹部突然剧烈绞痛，向大腿内侧及阴部放射，尿血	结石
背痛	自觉背部疼痛（躯干后部上平大椎、下至季肋的部位）	脊痛不可俯仰	寒湿阻滞或督脉损伤
		背痛连项	风寒客于太阳经腧
		肩背痛	寒湿阻滞
腰痛	腰部两侧，或腰脊正中疼痛（躯干后部季肋以下、髂嵴以上的部位）	腰部经常酸软而痛	肾虚
		腰部冷痛沉重，阴雨天加重	寒湿
		腰部刺痛，或痛连下肢	瘀血阻络或腰椎病变

续表

考点	特征		临床意义
腰痛	腰部两侧，或腰脊正中疼痛（躯干后部季肋以下、髂嵴以上的部位）	腰部突然剧痛，向少腹部放射，尿血	结石阻滞
		腰痛连腹，绕如带状	带脉损伤
四肢痛	四肢的肌肉、经脉和关节等部位疼痛		风、寒、湿、热；痰瘀、瘀热；气血亏虚
	独见足跟痛或胫膝酸痛者		肾虚（老年人或体弱者多见）
周身痛	头身、腰背及四肢等部位皆痛		新病多实（外感风寒、风湿或湿热疫毒）
			久病多虚（气血亏虚）

四、问头身胸腹不适

问头身胸腹是指询问患者头身、胸腹除疼痛之外的其他不适或异常。其主要包括头晕、胸闷、心悸、胁胀、脘痞、腹胀、身重、身痒、麻木、拘挛、乏力，以及恶心、神疲、心烦、胆怯等症。

（一）头晕

头晕是指患者自觉头脑眩晕，轻者闭目自止，重者感觉自身或眼前景物旋转，不能站立的症状。

【意义】可判断邪气的性质和正邪盛衰。

【问诊方法】询问头晕时，要注意了解头晕的特点及其可能的诱发或加重原因及兼症。

表现	临床意义
头晕胀痛，口苦，易怒，脉弦数	肝火上炎，肝阳上亢
头晕面白，神疲乏力，舌淡脉弱	气血亏虚
头晕而重，如物缠裹，痰多苔腻	痰湿内阻
头晕耳鸣，遗精健忘，腰膝酸软	肾虚精亏
外伤后头晕刺痛	瘀血阻滞

（二）胸闷

胸闷是指患者自觉胸部痞塞满闷的症状。多与心、肺等脏气机不畅有关，寒热虚实等多种因素皆可出现胸闷的症状。

表现	临床意义
胸闷，心悸气短	心气虚或心阳不足
胸闷，咳喘痰多	痰饮停肺
胸闷，壮热，鼻翼煽动	热邪或痰热壅肺
胸闷气喘，畏寒肢冷	寒邪客肺
胸闷气喘，少气不足以息	肺气虚或肺肾气虚
胸闷	气管或支气管异物、气胸以及肝气郁结

（三）心悸

心悸是指患者自觉心跳不安的症状。包括惊悸与怔忡，多是心与心神病变的反映。

惊悸和怔忡比较简表

分类	特征	病情轻重	关系
惊悸	因受惊而发，或心悸易惊	病情较轻	怔忡多由惊悸进一步发展而来
怔忡	无明显诱因，心跳剧烈，上至心胸，下至脐腹，悸动不安	病情较重	

心悸常见类型简表

表现	临床意义
心悸，气短，乏力，自汗	心气、心阳亏虚
心悸，面白唇淡，头晕气短	气血两虚
心悸，颧红，盗汗	心阴不足
心悸，时作时止，胸闷不适，痰多	胆郁痰扰，心神不安
心悸，下肢或颜面浮肿，喘促	阳虚水泛
心悸，短气喘息，胸痛不移，舌紫暗	心脉痹阻
突受惊吓等致心悸不安	心胆气虚

（四）胁胀

胁胀是指患者自觉一侧或两侧胁部胀满不舒的症状。多属肝胆及其经脉的病变。

表现	临床意义
胁肋胀痛，太息易怒，脉弦	肝气郁结
胁肋胀痛，身目发黄，口苦，苔黄腻	肝胆湿热
胁胀，患侧肋间饱满，咳唾引痛	饮停胸胁

（五）脘痞

脘痞是指患者自觉胃脘部胀闷不舒的症状。是脾胃病变的表现，病机有虚实之分。

表现	临床意义
脘痞，饥不欲食，干呕，舌红少苔	胃阴亏虚
脘痞，食少，便溏	脾胃气虚
脘痞，嗳腐吞酸	食积胃脘
脘痞，纳呆呕恶，苔腻	湿邪困脾
脘痞，胃脘有振水声者	饮邪停胃

（六）腹胀

腹胀是指患者自觉腹部胀满，痞塞不适，甚则如物支撑的症状。气虚、寒凝、热结、气滞、痰饮、食积、瘀血、虫积等均可导致腹胀，病机为气机不畅，虚则气不运，实则气郁滞。

表现	临床意义
食后腹胀	脾虚不运
腹胀，冷痛，呕吐清水	寒湿犯胃或脾胃阳虚
腹胀，身热面赤，便秘，腹硬痛拒按	热结阳明的阳明腑实证
腹胀，食欲不振，嗳腐吞酸，或腹痛拒按，大便秘结	食积
腹胀，嗳气太息，遇情志不舒加重	肝气郁滞
腹胀，呃逆呕吐，腹部按之有水声	痰饮
小儿腹大，面黄肌瘦，不欲进食，发结如穗	疳积

（七）身重

身重是指患者自觉身体沉重的症状。主要与水湿泛溢及气虚不运有关。

表现	临床意义
身重，脘闷，苔腻	湿困脾阳
身重，浮肿	水湿泛溢肌肤
身重，嗜卧，疲乏	脾气虚
热病后期见身重乏力	邪热耗伤气阴

（八）身痒

身痒是指患者自觉全身皮肤瘙痒不适的表现。多由风邪袭表、血虚风燥、湿热浸淫等所致。多见于风疹、瘾疹、疥疮、黄疸等疾患。

（九）麻木

麻木指患者自觉皮肤发麻，或肌肤感觉减退，甚至消失的症状。亦称不仁。多见于头面、四肢等部位。

麻木有虚实之别，气血亏虚、风寒入络、肝风内动、风痰阻络、痰湿或瘀血阻络等皆可引起麻木，其主要病机在于肌肤、筋脉失养而致。

表现	临床意义
颜面麻木，伴有口眼㖞斜	中风的中络证
四肢麻木，活动正常，伴有关节痛	痹病（寒湿阻滞）
半身麻木，活动自如	中风先兆
半身麻木，伴有头晕目眩，气短乏力	气血两虚

（十）拘挛

拘挛是指手足筋肉挛急不舒，屈伸不利的症状。也称"㧓挛"。多因寒邪凝滞或气血亏虚，筋脉失养所致。

111

（十一）乏力

乏力是指患者自觉肢体懈怠，疲乏无力的表现。其基本病机是气血亏虚或湿困阳气所致。

表现	临床意义
乏力，神疲气短，倦怠懒言，动则益甚，舌淡脉弱者	气虚
乏力，头晕，心悸气短，伴面色无华	气血亏虚
乏力身重，困倦，或伴纳呆脘痞，苔腻，脉濡	湿困
乏力身重，困倦，伴面色萎黄，便溏或稀便，食少腹胀	脾虚湿盛

五、问耳目

问耳目不仅能够了解耳目局部有无病变，而且根据耳目的异常变化还可以了解肝、胆、肾、三焦等有关脏腑的病变情况。

（一）问耳

重听、耳聋、耳鸣的临床表现及临床意义简表

症状	临床表现		临床意义
重听、耳聋	自觉听力略有减退或听觉迟钝的症状；听力明显减退，甚至听觉完全丧失	日久渐成者	以虚证居多，常见于老年体弱者，多因肾之精气亏虚，耳窍失荣所致
		骤发重听、耳聋	实证居多，常因肝胆火扰、痰浊上蒙，或风邪上袭耳窍所致

症状	临床表现		临床意义
耳鸣	自觉耳内有响声如潮水或蝉鸣响；可为单侧或双侧，或持续，或时发时止	突发耳鸣，声大如雷，按之尤甚	多属实证；多因肝胆火扰、肝阳上亢，或痰火壅结、气血瘀阻、风邪上袭，或药毒损伤耳窍
		渐起耳鸣，声细如蝉，按之可减	多属虚证；可因肾精亏虚，或脾气亏虚，清阳不升，或肝阴、肝血不足，髓海失充，耳窍失养

（二）问目

常见目症状的特征及临床意义简表

症状	临床表现		临床意义
目痛	患者自觉单目或双目疼痛	痛剧病程短	实证
		痛微病程长	虚证
		目剧痛难忍，面红目赤	肝火上炎
		目赤肿痛，羞明多眵	风热上袭
		目微痛微赤，时痛时止而干涩	阴虚火旺
		目剧痛，连及头痛，恶心呕吐，瞳孔散大，如云雾状，色青或绿或黄	青（或绿、或黄）风内障

症状	临床表现		临床意义
目痒	自觉眼睑、眦内或目珠瘙痒；轻者揉拭则止，重者极痒难忍	两目痒甚如虫行，伴有畏光流泪、灼热	实证，肝火上扰或风热上袭
		目微痒而势缓	虚证，血虚，目失濡养
		实性目痒初起或剧痒渐愈	邪退正复之时
目眩	自觉视物旋转动荡，如坐舟车，或眼前如有蚊蝇飞动	兼见头晕头胀、面赤耳鸣、腰膝酸软	肝肾阴虚，肝阳上亢
		兼见头晕胸闷、体倦肢麻、恶心苔腻	湿痰内蕴，清阳不升
目昏	视物昏暗，模糊不清		三者皆为视力有不同程度减退的病变，有各自的特点，但其病因、病机基本相同，多因肝肾亏虚，精血不足，目失所养所致
雀盲（夜盲、雀目、鸡盲）	白昼视力正常，每至黄昏以后视力明显减退，视物不清		
歧视	视一物成二物而不清		

六、问睡眠

睡眠是人体适应自然界昼夜节律性变化，维持机体阴阳平衡协调的重要生理活动。睡眠的情况与人体卫气的循行和阴阳的盛衰有着密切的关系。

$$卫气\begin{cases}昼行于阳\to 阳气盛\to 醒\\夜行于阴\to 阴气盛\to 眠\end{cases}$$

【意义】有助于了解机体阴阳气血的盛衰，心神是否健旺安宁等。

【问诊方法】询问睡眠时间的长短、入睡的难易与程度、有无多梦等情况，睡眠的异常主要有失眠和嗜睡。

失眠与嗜睡临床表现及临床意义简表

症状	病机	临床表现	临床意义
失眠	阴阳失衡，阴虚阳盛，阳不入阴，神不守舍、心神不安	经常不易入睡，或睡而易醒，难以复睡，或时时惊醒，睡不安宁，甚至彻夜不眠	营血亏虚，或阴虚火旺（属虚）
			火邪、痰热，或食积胃脘（属实）
嗜睡	机体阴阳平衡失调，阳虚阴盛	精神疲倦，睡意很浓，经常不自主地入睡。亦称多寐	
		困倦嗜睡，头目昏沉，胸闷脘痞，肢体困重，苔腻，脉濡	痰湿困脾
		饭后困倦嗜睡，形体衰弱，纳呆腹胀，少气懒言	脾气虚弱
		精神极度疲惫，神识朦胧，困倦易睡，肢冷，脉微	心肾阳虚
		大病之后，神疲嗜睡	正气未复
		嗜睡伴轻度意识障碍，叫醒后不能正确回答问题	邪闭心神

七、问饮食口味

问饮食口味是通过询问口渴与饮水、食欲与食量以及口味三方面的改变以了解病情。

【意义】了解脾胃功能的盛衰以及其他脏腑的病变。

（一）问口渴与饮水

口渴是指患者自觉口中干渴不适，饮水是指实际的饮水量的多少。

$$口渴的产生 \begin{cases} 体内津液不足 \\ 津液输布障碍 \end{cases} 口舌失于滋润$$

【意义】了解体内津液的盈亏、输布的情况和疾病的寒热虚实。

【问诊方法】询问时，应注意患者有无口渴、饮水的多少、喜冷饮还是热饮，以及其他兼症。

常见口渴与饮水特点及临床意义简表

症状		病因病机	临床表现		临床意义
口不渴		津液未伤	无明显口渴的感觉，饮水也不多		多见于寒证、湿证；无明显燥热证
口渴	口渴多饮	津液损伤	口渴明显，饮水量多	口渴咽干，鼻干唇燥，发于秋季	燥邪伤津
				口大渴喜冷饮，兼见高热面赤，汗出心烦，小便黄短，脉洪数	里热炽盛，耗伤津液（实热证）

症状	病因病机	临床表现		临床意义
口渴 多饮	津液 损伤	口渴明显，饮水量多	口渴多饮，甚或饮一溲一，小便量多，多食易饥，身体消瘦	消渴病。素体阴虚，燥热内生，阴津耗损
			大量汗出或发汗太过，剧烈吐泻，以及利尿太过→体内津液大量消耗→必欲引水自济	
口渴	渴不多饮	轻度伤津，或津液输布障碍	有口渴感觉，但又不欲饮水，或饮水不多	外感疾病中，见口干微渴，恶寒发热，咽痛，脉浮数	风热表证
			温病见口渴而不多饮，身热夜甚，心烦不寐，舌质红绛者	营分证
			口干不欲饮，兼见五心烦热，颧红盗汗，舌红少苔，脉细数	阴虚证
			口渴不多饮，兼身热不扬，头身困重，胸闷纳呆，舌苔黄腻	湿热证
			口渴喜热饮，饮入不多，或水入即吐者	痰饮病
			口干，但欲漱水不欲咽，舌质青紫，脉涩	血瘀证

（二）问食欲与食量

食欲指进食的要求和对进食之欣快感，食量指实际的进食量。

【意义】了解脾胃功能的盛衰，以及疾病的预后转归。

【问诊方法】患者食欲与食量的变化，以及有无偏嗜食物的情况。

常见食欲与食量的表现及临床意义简表

症状	病机	临床表现		临床意义
食欲减退	脾胃亏虚，或湿邪困阻脾胃；外感疾病	进食欲望减退，甚至不想进食，常伴食量减少（又称纳呆、不欲食、食欲不振）	纳呆食少，兼见形体消瘦，面色淡白或萎黄，腹胀便溏，疲倦乏力，舌淡，脉虚	脾胃气虚
			纳呆腹胀，胸闷恶心，呕吐泄泻，头身困重，苔腻脉滑	湿邪困脾
			不欲饮食，兼见寒热往来，胸胁苦满，神情默默，口苦咽干，目眩	少阳病
厌食	食滞、湿邪困阻脾胃	厌恶食物，食欲大减，甚至恶闻食臭	厌食腹胀，脘闷欲呕，嗳腐食臭，舌苔厚腻，脉滑	食滞胃脘
			厌食油腻，脘闷腹胀，泛恶欲呕，便溏不爽，肢体困重	湿热蕴脾
			厌油腻饮食，身目发黄，胁肋胀痛，口苦咽干	肝胆湿热
			女子妊娠早期，见厌食恶心，或食入即吐	妊娠反应

症状	病机	临床表现		临床意义
消谷善饥	胃火炽盛,腐熟太过	食欲亢进,进食量多,易感饥饿	消谷善饥,兼多饮多尿,身体消瘦	消渴病
			多食易饥,兼见大便溏泄	胃强脾弱
饥不欲食	胃阴亏虚,虚火内扰	虽有饥饿感但又不欲进食,或进食不多	伴胃脘部嘈杂,嗳气,干呕,呃逆,咽干口燥	胃阴虚
偏嗜食物	脾胃运化失常	偏嗜某种食物或异物	小儿偏嗜生米、泥土,兼见腹胀腹痛,面色萎黄	虫积
			妇女妊娠期间,偏嗜酸辣食物	生理现象
			偏嗜肥甘	易生痰湿
			过食辛辣	易致燥热
			过食生冷	易伤脾胃
			喜食温热	多属寒证
			喜食寒凉	多属热证
除中	胃气败绝	本来毫无食欲,突然索食,食量大增		危重患者
食量变化	脾胃功能变化	食欲逐渐减退,食量渐少,日渐消瘦		后天脾胃功能渐衰,疾病加重
		久病患者,食欲逐渐好转,食量渐增,精神转好		胃气渐复,预后较好

119

（三）问口味

问口味是指询问患者口中有无异常的味觉。

【意义】反映脾胃功能的盛衰及其他脏腑的病变。

不同口味临床表现及临床意义简表

口味	临床表现		临床意义
口淡	味觉减退，口中乏味，常伴食欲减退		脾胃虚弱，或寒湿内阻
口苦	自觉口中有苦味		实热证（心火上炎，肝火上炎或胆气上泛）
口甜	口中有甜味感	口中甜而胶黏，脘闷不舒，舌苔黄腻	脾胃湿热
		口甜而食少，神疲乏力	脾虚
口酸	口中泛酸水或有酸馊味		肝胃郁热，或伤食证
口咸	自觉口中有咸味		肾虚或寒证
口涩	口中有涩味，如食生柿，燥涩不适		燥热伤津，或脏腑热盛
口黏腻	口中胶黏不适		脾胃湿热、食积化热、痰湿内盛

八、问二便

大便的排泄，虽直接由大肠所主，但与脾胃的受纳运化、肾阳的温煦、肝的疏泄、肺气的肃降均有着密切的关系。

小便由膀胱排出，但与肾的气化、脾的运化、肺的肃降及三焦的通调等有着密切的关系。

【意义】了解脏腑功能的盛衰，以及疾病的寒热虚实。

【问诊方法】了解二便的次数、气味、性状、颜色、便量、排便时间、排便时的感觉，以及伴随的症状。

（一）问大便

健康人大便一般每日或隔日一次，质软成形，干湿适中，排便通畅，内无脓血、黏液及未消化的食物。

大便改变包括便次、色、质以及感觉方面的变化。

1. 便次异常

便次异常是指大便次数的改变，有便秘和泄泻之分。

常见便次异常的临床表现及临床意义

症状	临床表现		临床意义
便秘	排便时间延长，便次减少，便质干燥，或排便困难	实证	热邪内结或寒邪凝滞
		虚证	阴、血、津、气、阳亏虚
		便秘，腹胀痛拒按，口渴喜饮，苔黄燥	热结
		大便秘结，排出困难，数日一行，兼口燥咽干，舌红少苔，脉象细数	阴虚
		大便秘结，难以排出，兼见面色无华，少气乏力，头晕目眩	气血亏虚
		大便艰涩，排出困难，面色苍白，手足不温，舌淡，脉沉迟	寒凝
泄泻	次数增多，粪质稀薄，甚或如水	实证	湿（寒、热），食积，气滞

续表

症状		临床表现	临床意义
泄泻	次数增多，粪质稀薄，甚或如水	虚证	脾虚，或肾阳虚
		新病暴泻，泻下清稀如水，肠鸣腹痛，或伴恶寒发热	寒湿
		腹痛，泻而不爽，粪色黄褐，气味臭秽，兼见肛门灼热，小便短黄	湿热
		脘闷纳呆，腹痛泄泻，泻下臭秽，泻后痛减，或完谷不化	伤食
		纳少腹胀，大便溏泄，大腹隐痛喜按，面色萎黄，消瘦神疲	脾虚
		黎明前腹痛作泻，泻后则安，腰膝酸冷，形寒肢冷（五更泻）	脾肾阳虚
		腹痛作泻，泻后痛减，情志抑郁、恼怒或精神紧张引发	肝郁乘脾

2. 便色异常

便色异常是指大便颜色的改变。

【意义】了解病性的寒热。有些疾病，可出现特异的便色，对诊断具有重要的意义。

常见便色异常的临床表现及意义

症状	临床表现	临床意义
大便黄褐如糜而臭	大便黄褐而臭，兼发热，腹痛腹胀，口渴，舌苔黄腻	大肠湿热
大便灰白	大便颜色灰白如陶土，溏结不调	黄疸
大便有黏冻、脓血	大便脓血并见，或伴有黏液	痢疾；肠癌

3. 便质异常

便质异常是指大便质地的改变。

常见便质异常的临床表现及临床意义

症状	临床表现		临床意义
完谷不化	大便中夹有很多未被消化的食物	大便泄泻日久，完谷不化，纳差，腹痛喜温喜按，面白神疲，或腰膝酸冷	脾肾阳虚
		暴饮暴食，见大便完谷不化，腹胀腹痛，泻下臭秽	伤食
溏结不调	大便时稀时干，粪质难以正常	平素大便时干时稀	肝郁乘脾
		大便先硬而后溏	脾虚
便血	便中带血，为胃肠血络受伤的表现，有远血和近血之分	远血：先便后血，便血暗红或紫黑，甚至黑如柏油	脾虚；或瘀阻胃络
		近血：便血鲜红，血液附着粪便表面，或排便前后点滴而出	大肠湿热，或大肠风燥

4. 排便感异常

常见排便感异常的临床表现及临床意义

症状	临床表现		临床意义
肛门灼热	排便时自觉肛门周围有灼热不适之感		大肠湿热
里急后重	腹痛窘迫，时时欲泻，肛门重坠，便出不爽		痢疾
排便不爽	排便不通畅，有涩滞难尽之感	腹痛欲便，排便不爽，抑郁易怒	肝郁乘脾

症状	临床表现		临床意义
排便不爽	排便不通畅，有涩滞难尽之感	排便不爽，腹痛泄泻，黄褐臭秽，肛门灼热，或伴里急后重	大肠湿热
		大便不爽，腹胀腹泻，夹有未消化食物，酸臭难闻	伤食
滑泄失禁	大便不能随意控制，呈滑出之状，甚至便出而不自知	滑泄不止，腹痛喜温喜按，形瘦纳少，倦怠乏力	脾阳虚
		滑泄失禁，兼见腰膝冷痛，或为五更泻	肾阳虚
肛门重坠	自觉肛门有沉重下坠	肛门重坠，甚或脱肛，头晕乏力，面色少华	脾虚气陷
		肛门重坠，腹痛窘急，时时欲泻，大便黄褐臭秽，或见脓血便	大肠湿热

（二）问小便

健康成人在一般情况下，白天小便3～5次，夜间0～1次，一天的尿量在1000～1800毫升。尿次和尿量受饮水、温度、汗出、年龄等因素影响。

1. 尿量异常

常见尿量异常的临床表现及意义

症状	临床表现		临床意义
尿量增多	每天的尿量较正常明显增多	小便清长量多，形寒肢冷	虚寒证
		小便量多，伴多饮、多食而身体消瘦	消渴病

续表

症状	临床表现		临床意义
尿量减少	每天的尿量较正常明显减少	高热汗出，小便短少，口渴	实热证
		尿少而见肌肤浮肿	水肿病

2. 尿次异常

常见尿次异常的临床表现及临床意义

症状	临床表现		临床意义
小便频数	小便次数增多，时欲小便	小便频数、短赤、尿急、尿痛	淋病
		小便频数，色清量多，夜间明显	肾阳虚衰，或肾气不固，多见于老年人或久病者
癃闭	小便不畅，点滴而出者为"癃"，小便不通，点滴不出者为"闭"	实证	湿热下注、瘀血内阻、结石阻塞
		虚证	年老气虚，或肾阳不足

3. 尿色质异常

常见尿色质异常的临床表现及临床意义

症状	临床表现	临床意义
小便清长	小便色清量多	寒证
小便短黄	小便色黄而短少	热证

续表

症状	临床表现		临床意义
尿中带血	小便色赤，混有血液，甚至血块	尿血鲜红，小便黄赤，心烦口渴	热伤膀胱血络，或心火亢盛移热小肠
		尿血日久，兼见面色不华，少气懒言，或见皮肤紫斑	脾不统血
		久病尿血，头晕耳鸣，腰膝酸痛	肾气不固
小便混浊	小便混浊，如膏脂或米泔	小便混浊如膏脂，或尿时疼痛，苔黄腻，脉滑数	膏淋（湿热下注膀胱）
		小便混浊如米泔，小腹坠胀，面色淡白，神疲乏力，劳则尤甚	中气下陷证
尿中有砂石	尿中夹有砂石，兼见小便短赤疼痛，或有尿血		石淋（湿热内蕴膀胱）

4. 排尿感异常

常见排尿感异常的临床表现及临床意义

症状	临床表现	临床意义
小便涩痛	排尿时自觉尿道灼热疼痛，小便涩滞不畅	淋病
余沥不尽	排尿后仍有小便点滴不尽	肾阳虚、肾气不固
小便失禁	患者神志清醒时，小便不能随意控制而自行溢出	肾气亏虚；尿路损伤，或湿热、瘀血阻滞
	神昏而见小便失禁者	病属危重
遗尿	睡眠中经常不自主排尿	多见于3岁以上小儿或老年人。多因禀赋不足，肾气未充，或肾气亏虚

九、问经带

妇女有月经、带下、妊娠、产育等生理特点，所以对于青春期开始之后的女性患者，除了一般的问诊内容外，还应注意询问月经、带下、妊娠、产育等方面的情况。

妇女月经、带下的异常，不仅是妇科的常见病变，也是全身病理变化的反映。因而即使患一般疾病，也应该询问月经、带下的具体情况，作为诊断妇科或其他疾病的依据。

（一）问月经

月经，是指正常性发育成熟女子有规律的周期性胞宫腔出血的生理现象。月经一般每月1次，故称月经，又称月信、月事、月水、经水、经候等。询问月经的有关情况，可以判断机体的脏腑功能的状况及气血的盛衰，亦可推断疾病的寒热虚实性质。结合月经的生理询问月经的周期，行经的天数，月经的色、质、量以及有无闭经或行经腹痛等情况。必要时可询问末次月经日期，以及初潮或绝经年龄。

期	初潮	14岁左右
	周期	28日左右
	经期	3～5天
	绝经	49岁左右
量		50～100毫升
色		正红色
质		不稠不稀，不夹血块

1. 经期异常

经期即月经的周期，是指每次月经相隔的时间。经期异常主要表现为月经先期、月经后期和月经先后不定期。

常见妇女经期异常的临床表现及临床意义

症状	临床表现		临床意义
月经先期	连续2个月经周期以上，出现月经提前7天以上来潮	月经先期，经色深红，质稠量多	血热
		月经先期，经色淡红，质稀量多，气短，乏力	气虚不摄
月经后期	连续2个月经周期以上，出现月经来潮延后超过7天以上	月经后期，经色淡红，质稀，唇淡面白	血虚
		月经后期，经色紫暗，夹有瘀血块	血瘀
月经先后不定期	连续2个以上月经周期，时而提前，时而延后达7天以上	经行无定期，经色紫红，有血块，兼见乳房胀痛	气郁情志不舒
		经行无定期，经色淡红，质稀，腰酸乏力	脾肾虚衰

2. 经量异常

月经的出血量，称为经量，正常平均约为50毫升，可略有差异。经量的异常主要表现为月经过多和月经过少。

常见妇女经量异常的临床表现及临床意义

症状	临床表现		临床意义
月经过多	月经血量较常量明显增多	月经过多，伴有月经先期，经色深红，身热或五心烦热	血热
		月经过多，经色淡红，质稀量多，气短，乏力	气虚不摄

症状	临床表现		临床意义
月经过多	月经血量较常量明显增多	月经过多，伴有月经后期，经色紫暗，有血块	血瘀
崩漏	非正常行经期间阴道出血。若来势迅猛，出血量多者，谓之崩（中）；势缓而量少，淋漓不断者，谓之漏（下），合称崩漏	经血不止，经色深红，质稠，其势急骤	血热妄行
		经血不止，经色淡红，质稀，其势缓和	气虚冲任不固
		经行非时而下，时来时止，或时闭时崩，或久漏不止，血色紫暗或夹有血块	瘀血阻滞
月经过少	月经血量较常量明显减少，甚至点滴即净		营血不足，或肾气亏虚；或寒凝、血瘀、痰湿阻滞
闭经	女子年逾18周岁，月经尚未来潮，或已行经，未受孕、不在哺乳期，而又停经达3个月以上	经闭，急躁易怒，太息，胸胁、小腹胀	肝气郁结
		经闭，面色暗黑，小腹胀痛拒按，舌紫暗或瘀斑	血瘀
		经闭，体胖面浮，胸闷腹胀，纳少痰多，气短乏力	湿盛痰阻
		经闭，潮热，盗汗，皮肤干燥，形体消瘦	阴虚

3. 经色、经质异常

经色淡红质稀→血少不荣

经色深红质稠→血热内炽

经色暗红，夹有血块→寒凝血瘀

4. 痛经

痛经是指在行经期间，或行经前后，阵发性出现下腹部疼痛，或痛引腰骶，甚至剧痛难忍，并伴随月经呈周期性发作的症状。亦称行经腹痛。

常见妇女痛经的表现及临床意义

临床表现	临床意义
经前或经期小腹胀痛或刺痛拒按	气滞血瘀
月经后期或行经后小腹隐痛、空痛	气血两虚，或肾精不足
小腹灼痛拒按，平素带下黄稠臭秽	湿热蕴结
小腹冷痛，遇暖则减	寒凝或阳虚

（二）带下

在正常情况下，妇女阴道内有少量无色、无臭的分泌物，谓之带下。带下具有濡润阴道的生理性作用。妇女在月经期前后、排卵期或妊娠期，带下量略有增加，属生理现象。若带下明显过多，淋漓不断，或色、质、气味异常，为病理性带下。

【问诊方法】询问带下量的多少、色质和气味等情况。

带下异常的规律：

带下色深，质地黏稠，有臭味→实热

质稀或有腥气味→虚寒

常见带下异常的临床表现及临床意义

症状	临床表现	临床意义
白带	带下色白量多，质稀如涕，淋漓不绝而无臭味	脾肾阳虚
黄带	带下色黄，质黏臭秽	湿热下注或湿毒蕴结
赤白带	白带中混有血液，赤白杂见	肝经郁热，或湿毒蕴结
	绝经后仍见赤白带淋漓不断	癥瘤

十、问小儿

问小儿由于受到小儿表达能力的影响，使问诊增加了难度，故医生还需要询问其父母或陪诊者，从而获得有关疾病资料。

由于小儿生理上具有脏腑娇嫩、生机蓬勃、发育迅速的特点，病理上具有发病较快、变化较多、易虚易实的特点，因此，问诊时，除了解一般问诊的内容外，还要从小儿的生理、病理特点出发，询问小儿的出生与发育情况和容易导致小儿发病的因素，结合所获的有关资料，加以全面分析，还须四诊合参才能全面了解，不致误诊。

内容		临床意义
问出生前后情况	新生儿：询问妊娠期和哺乳期营养状况、疾病及治疗用药情况；是否难产、早产，颅脑是否受到损伤等	小儿的某些疾病，多与母亲妊娠期健康状态及分娩情况有关

续表

	内容	临床意义
问出生前后情况	婴幼儿（1个月至3周岁）：注意询问喂养情况和坐、爬、立、走、出牙、学语的情况	了解小儿的后天营养是否充足和生长发育是否正常
问预防接种、传染病史	询问预防接种、传染病史及传染病接触史	预防接种能帮助小儿建立后天免疫功能，以减少感染发病概率，某些传染病获病之后，常可获得终生免疫力
问发病原因	小儿脏腑娇嫩，抗病能力弱→易受寒热等气候、环境影响，感受外邪致病	
	小儿脾胃薄弱，消化力差→容易伤食出现呕吐、腹泻等症	
	小儿脑神发育不完善→易受惊吓，而见哭闹、惊叫、夜啼，甚至出现惊风抽搐	

第四章

切诊

切诊是医生用手指或手掌对患者的某些部位进行触、摸、按、压，从而了解健康状态，诊察病情的方法。切诊包括脉诊和按诊。

第一节　脉诊

脉诊是中医最具特色的诊法之一，又称切脉，是医生用手指对患者身体某些特定部位的动脉进行切按，体验脉动应指的形象，以了解健康状况或病情，辨别病证的一种诊察方法。

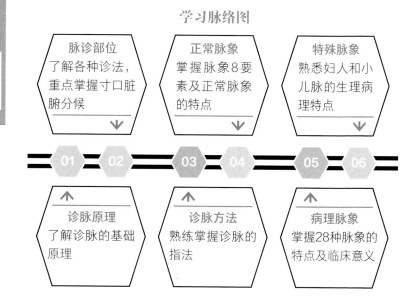

学习脉络图

脉诊部位	正常脉象	特殊脉象
了解各种诊法，重点掌握寸口脏腑分候	掌握脉象8要素及正常脉象的特点	熟悉妇人和小儿脉的生理病理特点

01 02 03 04 05 06

诊脉原理	诊脉方法	病理脉象
了解诊脉的基础原理	熟练掌握诊脉的指法	掌握28种脉象的特点及临床意义

一、脉诊原理

脉象是手指感觉脉搏跳动的形象，或称为脉动应指的形象。

脉象的产生，与心脏的搏动，心气的盛衰，脉管的通利和气血的盈亏及各脏腑的协调作用直接相关（图4-1）。

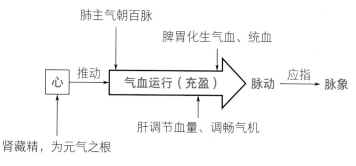

图4-1　脉象形成原理图

思维结构图

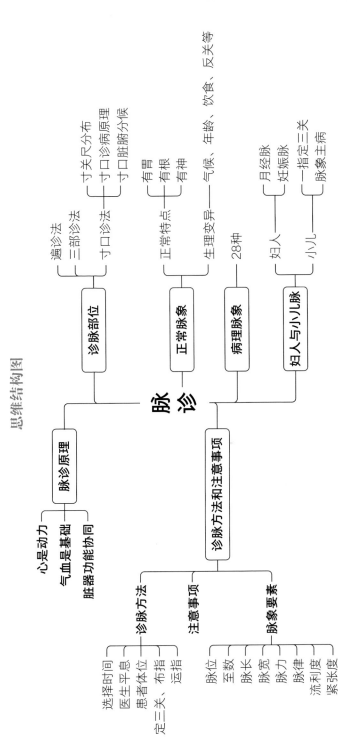

脉诊

脉诊原理
— 心是动力
— 气血是基础
— 脏器功能协同

诊脉部位
— 遍诊法
— 三部诊法
— 寸口诊法
— 寸关尺分布
— 寸口诊病原理
— 寸口脏腑分候

正常脉象
— 正常特点
— 有胃
— 有根
— 有神
— 生理变异——气候、年龄、饮食、反关等

病理脉象
— 28种

妇人与小儿脉
— 妇人
— 月经脉
— 妊娠脉
— 小儿
— 一指定三关
— 脉象主病

诊脉方法和注意事项
— 诊脉方法
— 选择时间
— 医生平息
— 患者体位
— 定三关，布指
— 运指
— 注意事项
— 脉象要素
— 脉位
— 至数
— 脉长
— 脉宽
— 脉力
— 脉律
— 流利度
— 紧张度

二、诊脉的部位

（一）遍诊法

遍诊法又称三部九候诊法，出自《素问·三部九候论》。上为头部、中为手部、下为足部。在上、中、下三部又各分为天、地、人三候，三三合而为九，故称为三部九候诊法。

（二）三部诊法

三部诊法，即诊人迎、寸口、趺阳三脉。其中诊寸口脉候脏腑病变，诊人迎、趺阳脉分候胃气；也有趺阳加诊太溪以候肾气者。目前，此法多在切两手寸口无脉或观察危重患者时运用，诊察人迎、趺阳、太溪，以确定胃肾之气的存绝。

（三）寸口诊法

寸口位于腕后桡骨茎突（高骨）内侧的一段动脉（桡动脉），又称"气口""脉口"。

寸口诊法是指切按桡骨茎突内侧一段桡动脉的搏动，根据其脉动形象，以推测人体生理、病理状态的一种诊察方法。

1. 寸口分部

寸口脉分为寸、关、尺三部（图4-2）。以腕后高骨为标志，其内侧的部位为关，关前（腕侧）为寸，关后（肘侧）为尺。两手各有寸、关、尺三部，共六部脉。寸关尺三部又可施行浮、中、沉三候。

2. 寸口脉诊病的原理

① 寸口脉为手太阴肺经原穴太渊所在之处，是"脉之大会""肺朝百脉"，五脏六腑十二经气血运行皆起于肺而止于肺，故脏腑气血之病变皆可反映于寸口。②手太阴肺经起于中焦，与

脾经同属太阴，肺与脾胃之气相通，而脾胃为后天之本，气血生化之源，因此寸口可以诊察胃气的强弱，也可了解全身脏腑气血之盛衰。③寸口部位相对固定，且诊察方便。

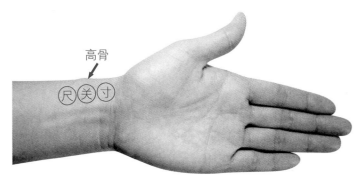

图4-2 寸关尺位置示意图

3. 寸口分候脏腑

关于寸关尺分候脏腑，文献记载有不同说法。现在临床上一般是采用《黄帝内经》"上竟上""下竟下"的原则，寸脉以候身躯上部，尺脉以候身躯下部。常用的寸口三部分候脏腑见图4-3。

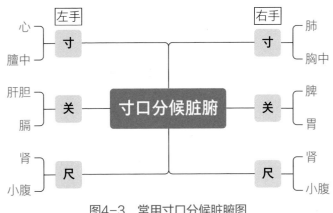

图4-3 常用寸口分候脏腑图

三、诊脉方法和注意事项

（一）诊脉的方法

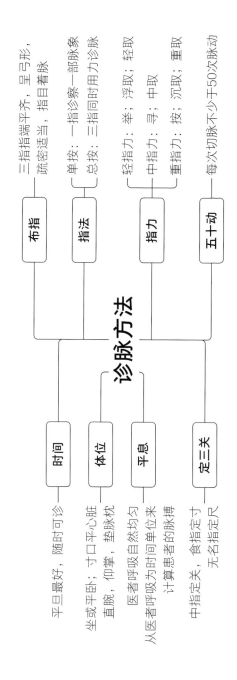

诊脉方法

布指 —— 三指指端平齐，呈弓形，
疏密适当，指目着脉

指法 —— 单按：一指诊察一部脉象
总按：三指同时用力诊脉

指力 —— 轻指力：举；浮取；轻取
中指力：寻；中取
重指力：按；沉取；重取

五十动 —— 每次切脉不少于50次脉动

时间 —— 平旦最好，随时可诊

体位 —— 坐或平卧；寸口平心脏
直腕，仰掌，垫脉枕

平息 —— 医者呼吸自然均匀
从医者呼吸为时间单位来
计算患者的脉搏

定三关 —— 中指定关，食指定寸
无名指定尺

诊脉流程示意图见图4-4。

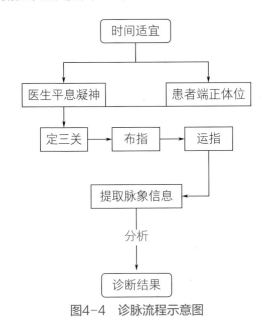

图4-4 诊脉流程示意图

（二）诊脉的注意事项

1. 保持环境安静

诊脉时应注意诊室环境安静，避免干扰医生和患者。

2. 注意静心凝神

医生：诊脉时应安神定志，集中注意力认真体察脉象。

患者：平心静气，若急走远行或情绪激动时，应休息片刻再诊脉。

3. 选择正确体位

诊脉时患者手与心在同一水平上，避免坐得太低或太高
卧位诊脉亦要手、心在同一水平上，不宜侧卧诊脉
不宜佩戴手表或其他手饰诊脉
肩上、手臂上不宜挎包
一手不要搭在另一手上

以避免脉管受到压迫

（三）脉象要素

脉象的种类很多，中医文献常从位、数、形、势四个方面加以分析归纳。近代将构成脉象的主要因素，大致归纳为脉位、至数、脉长、脉宽、脉力、脉律、流利度、紧张度八个方面（图4-5）。

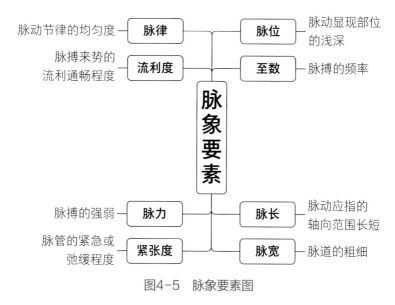

脉动节律的均匀度 —— 脉律
脉搏来势的流利通畅程度 —— 流利度
脉动显现部位的浅深 —— 脉位
脉搏的频率 —— 至数

脉象要素

脉搏的强弱 —— 脉力
脉管的紧急或弛缓程度 —— 紧张度
脉动应指的轴向范围长短 —— 脉长
脉道的粗细 —— 脉宽

图4-5　脉象要素图

构成脉象的基本要素，也是体察脉象的基本要点。脉象的辨别，主要依据医者指下感觉，故医者察脉须细心体察，将各种脉象要素综合起来进行分析，才能逐步掌握各种脉象的形态特征，

对各种病脉正确地进行甄别和判断。

四、正常脉象

正常脉象也称为平脉、常脉。正常脉象反映机体脏腑功能协调，气血充盈，气机健旺，阴阳平衡，精神安和的生理状态，是健康的象征。

（一）正常脉象的特点

正常脉搏的形象特征是：寸关尺三部皆有脉，不浮不沉，不快不慢，一息四五至，相当于72～80次/分（成年人），不大不小，从容和缓，节律一致，尺部沉取有一定的力量，并随生理活动、气候、季节和环境等的不同而有相应变化。古人将正常脉象的特点概括称为"有胃""有神""有根"。

正常脉象的特点简表

特点	脉象特征	临床意义
有胃	指下具有从容、徐和、软滑的感觉	对于推断疾病的进退吉凶具有重要的意义
有神	柔和有力，节律整齐	判断脏腑功能和精气之盛衰，对临床诊病辨证有着重要意义
有根	尺脉有力、沉取不绝	说明肾气的盛衰

（二）脉象的生理变异

脉象和人体内外环境的关系非常密切，不但受年龄、性别、形体、生活起居和精神情志的影响，而且随着机体为适应内外环境的自身调节，可以出现各种生理性变异。

1. 影响因素

（1）四季气候　正常人的脉象可表现出与时令气候相应的春弦、夏洪、秋毛、冬石的四季脉象。

春	阳气初升，寒气未尽	气机仍有约束之象	脉微弦
夏	阳气旺盛，气盛血涌	脉来势盛而去势衰	脉稍洪
秋	气机始收敛	脉象来势洪盛已减	脉微浮
冬	阳气内潜	脉来势沉而搏指	脉微沉

（2）地理环境　地理环境也能影响脉象。

| 南方地势低下，气候偏温，空气湿润，人体肌腠疏松 | 脉多细软或略数 |
| 北方地势高峻，气候偏寒，空气干燥，人体肌腠紧缩 | 脉多沉实 |

（3）性别　女子比男子略快、稍细弱。

（4）年龄　健康人的脉象，随年龄的增长而产生各种变异。

小儿	3岁内	一息七八至为平脉
	5～6岁	一息六至为平脉
青年人		脉较大且有力
老年人		脉多弦

（5）体质

身材高大	脉的显现部位较长
身材矮小	脉的显现部位较短
瘦人	脉多浮
胖人	脉多沉
运动员	脉多缓而有力
禀赋、体质差异	六阴脉	六脉同等沉细而无病者
	六阳脉	六脉同等洪大而无病者

（6）情志 恐惧、兴奋、忧虑、紧张等情绪的变化，常导致脉象的变异。当情绪恢复平静之后，脉象亦随之恢复正常。

喜则伤心	脉多缓
怒则伤肝	脉多弦
恐则伤肾	脉多沉
惊则气乱	脉动暂时无序

（7）劳逸

剧烈活动之后	脉多洪数急疾
入睡之后	脉多迟缓
从事体力劳动之人	脉多大而有力

（8）饮食

酒后、饭后	脉稍数而有力
饥饿时	脉多缓弱乏力

（9）昼夜

一日之中随着平旦、日中、日西、夜半的阴阳消长，脉象也有昼夜节律的变化，总体上是：

昼日	脉象偏浮而有力
夜间	脉象偏沉而细缓

2. 脉位变异

桡动脉解剖位置的变异，可出现：

斜飞脉	脉不见于寸口，而从尺部斜向手背
反关脉	脉出现在寸口的背侧

五、病理脉象

疾病反映于脉象的变化，叫病理脉象，简称"病脉"。一般说来，除了正常生理变化范围以内及个体生理特异变化之外的脉象，均属病脉。

（一）常见病理脉象

脉象在王叔和的《脉经》里面写了24种，在张景岳的《景岳全书》写了16种脉，李时珍的《濒湖脉学》记载了27种脉，李中梓《诊家正眼》记载了28种脉，《脉理求真》记述了30种脉。近代临床所提及的脉象，有浮、沉、迟、数、洪、细、虚、实、滑、涩、紧、结、代、促、长、短、缓、濡、弱、微、散、弦、芤、伏、牢、革、动、疾28种。尽管脉象种类繁多，但各种脉象的特征均离不开脉位、至数、脉长、脉力、脉宽、脉律、流利度、紧张度八个要素的变化和相兼，并列举一息之间的脉象示意图。

1. 浮脉与沉脉（图4-6、图4-7）

脉象	脉象特征	临床意义
浮脉	轻取即得，重按稍减而不空，举之有余，按之不足	主表证，也可见于虚阳外越、瘦人、秋季脉
沉脉	轻取不应，重按始得，举之不足，按之有余	主里证，也见于肥胖者、冬季脉、六阴脉

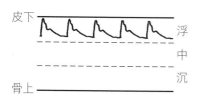

图4-6 浮脉脉象示意图

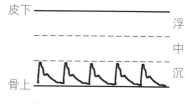

图4-7 沉脉脉象示意图

2. 迟脉、数脉（图4-8、图4-9）

脉象	脉象特征	临床意义
迟脉	脉来一息不足四至（相当于每分钟不满60次）	多见于寒证（实寒、虚寒），亦可见于邪热结聚之里实热证
数脉	脉来一息五六至（每分钟91～120次）	多见于热证，亦见于里虚证

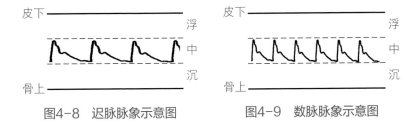

图4-8　迟脉脉象示意图　　　图4-9　数脉脉象示意图

3. 虚脉和实脉（图4-10、图4-11）

脉象	脉象特征	临床意义
虚脉	举之无力，按之空豁，无力脉的总称	主虚证，多为气血两虚
实脉	脉来充盛，举按皆有力，有力脉的总称	主实证，可见于正常人（六阳脉）

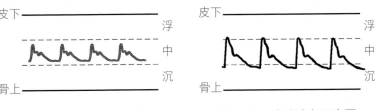

图4-10　虚脉脉象示意图　　　图4-11　实脉脉象示意图

4. 洪脉和细脉（图4-12、图4-13）

脉象	脉象特征	临床意义
洪脉	浮大有力，来盛去衰，如波涛汹涌	主阳明气分热盛，正常人夏季脉较洪
细脉	脉形细小，应指明显，形如细线	主虚证（气虚、血虚、阴虚），亦主伤寒、痛甚及湿邪

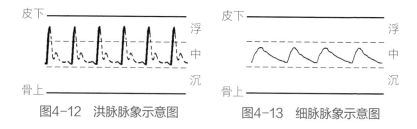

图4-12　洪脉脉象示意图　　　　图4-13　细脉脉象示意图

5. 滑脉和涩脉（图4-14、图4-15）

脉象	脉象特征	临床意义
滑脉	往来流利，应指圆滑，如盘走珠	痰湿、食积、实热；青年人及妇人妊娠
涩脉	往来艰涩不畅，脉势不匀，如轻刀刮竹	气滞血瘀、伤精、血少、痰食内停

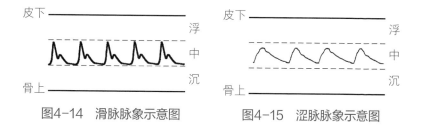

图4-14　滑脉脉象示意图　　　　图4-15　涩脉脉象示意图

6. 弦脉和紧脉（图4-16、图4-17）

脉象	脉象特征	临床意义
弦脉	端直以长，如按琴弦	肝胆病、疼痛、痰饮；老年人、春季
紧脉	绷急弹指，如牵绳转索	实寒证、痛证、食积

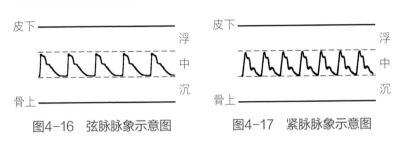

图4-16 弦脉脉象示意图　　图4-17 紧脉脉象示意图

7. 促脉、结脉和代脉（图4-18～图4-20）

脉象	脉象特征	临床意义
促脉	脉来速而时一止，止无定数	阳盛实热、气血痰食停滞、脏气衰败
结脉	脉来缓而时一止，止无定数	阴盛气结、寒痰血瘀、气血虚衰
代脉	脉来缓而时一止，止有定数，良久方还	脏气衰微、疼痛、惊恐、跌仆损伤

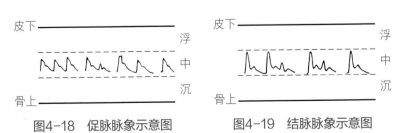

图4-18 促脉脉象示意图　　图4-19 结脉脉象示意图

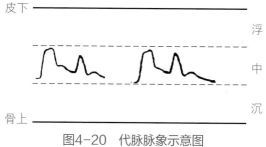

图4-20 代脉脉象示意图

8.濡脉、弱脉和微脉（图4-21～图4-22）

脉象	脉象特征	临床意义
濡脉	浮细少力而软	虚证、湿证
弱脉	沉细无力而极软	阳气虚衰，气血两虚
微脉	极细极软，按之欲绝，若有若无	阴阳气血大虚，阳气暴脱

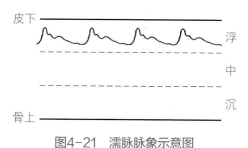

图4-21 濡脉脉象示意图

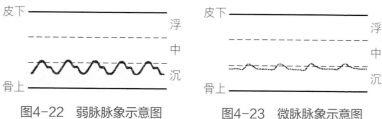

图4-22 弱脉脉象示意图   图4-23 微脉脉象示意图

9. 缓脉（图4-24）

脉象	脉象特征	临床意义
缓脉	脉来和缓有力，一息四至	正常之缓脉，为脉有胃气的表现。病理之缓脉，主脾胃虚弱，也主湿病

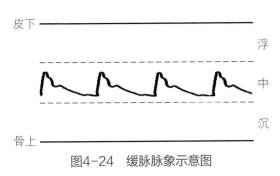

图4-24　缓脉脉象示意图

以上19种脉象是临床最为常见的脉象。

10. 芤脉和革脉（图4-25、图4-26）

脉象	脉象特征	临床意义
芤脉	浮大中空，如按葱管	多见于失血、伤阴
革脉	浮而搏指，中空外坚，如按鼓皮	多见于亡血、失精、半产、漏下

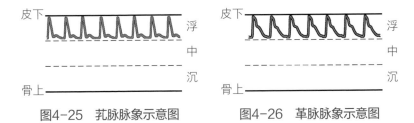

图4-25　芤脉脉象示意图　　　　图4-26　革脉脉象示意图

11. 伏脉和牢脉（图4-27、图4-28）

脉象	脉象特征	临床意义
伏脉	重按推筋着骨始得，甚则暂伏不显	主里证，常见于邪闭、厥证、痛极
牢脉	沉而实大弦长，坚牢不移	阴寒内盛、疝气癥瘕

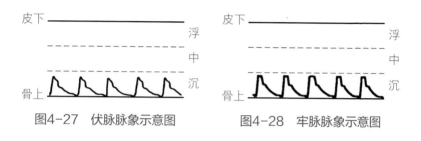

图4-27　伏脉脉象示意图　　　图4-28　牢脉脉象示意图

12. 长脉和短脉（图4-29、图4-30）

脉象	脉象特征	临床意义
长脉	脉长超过寸关尺	阳证、实证、热证；正常人
短脉	脉短不足寸关尺	主气病，包括气郁、气虚

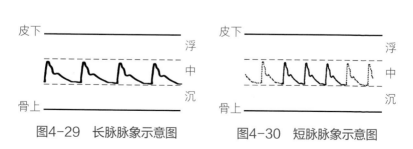

图4-29　长脉脉象示意图　　　图4-30　短脉脉象示意图

13. 散脉、疾脉、动脉、大脉（图4-31～图4-34）

脉象	脉象特征	临床意义
散脉	浮大无根，节律不齐	元气耗散，脏腑精气欲绝
疾脉	脉跳一息七八至 （心率：121～160次/分）	主阳极阴竭，元气欲脱
动脉	脉形如豆，滑数而短， 多见于关部	主惊恐、疼痛
大脉	脉体宽大，无汹涌之势	多见于健康人，或病进

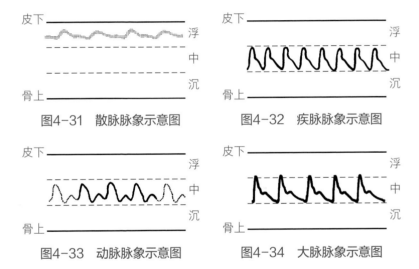

图4-31　散脉脉象示意图　　　　图4-32　疾脉脉象示意图

图4-33　动脉脉象示意图　　　　图4-34　大脉脉象示意图

（二）相似脉的鉴别

在二十八种常见病脉中，有些脉象很相似，容易混淆不清，必须注意相似脉的鉴别。

1. 比类法

比类法可从两个方面着手：一是归类，或称分纲，即将相似的脉象归为一类；二是辨异，即分析相似脉象的区别。

（1）归类　一般采用浮、沉、迟、数、虚、实六个纲脉加以归类比较。

脉纲	共同特点	脉名	脉纲	共同特点	脉名	脉纲	共同特点	脉名
浮脉类	轻取即得	浮 洪 濡 散 芤 革	迟脉类	一息不足四至	迟 缓 涩 结	实脉类	应指有力	实 滑 弦 紧 长 大
沉脉类	重按始得	沉 伏 弱 牢	数脉类	一息五至以上	数 疾 促 动	虚脉类	应指无力	虚 细 微 代 短

（2）辨异　在了解同类脉象相似特征的基础上，再将不同之处进行比较而予以区别。

① 浮脉与濡脉、芤脉、革脉、散脉

脉象	共同点	不同点
浮脉	五种脉象脉位均表浅，轻取皆可得	举之有余，重按稍减而不空，脉形不大不小
濡脉		浮细无力而软，重按若无
芤脉		浮大无力，中间独空，如按葱管
革脉		浮取弦大搏指，外急中空，如按鼓皮
散脉		浮而无根，至数不齐，脉力不匀

② 沉脉、伏脉、牢脉、弱脉

脉象	共同点	不同点
沉脉		重按乃得
伏脉	四种脉象的脉位均在皮下深层，故轻取不应	较沉脉部位更深，须推筋着骨始得其形，甚则暂时伏而不见
牢脉		沉取实大弦长，坚牢不移
弱脉		沉而细软，搏动无力，按之乃得

③ 迟脉与缓脉、结脉

脉象	共同点	不同点
迟脉		一息不足四至
缓脉	三者脉率均小于五至	虽然一息四至，但脉来怠缓无力
结脉		不仅脉率不及四至，而且有不规则的歇止

④ 数脉与疾脉、促脉、滑脉

脉象	共同点	不同点
数脉		一息五至以上，不足七至
疾脉	脉率均快于正常脉象	一息七八至
促脉		不仅脉率每息在五至以上，且有不规则的歇止
滑脉	仅指脉形、势上往来流利，应指圆滑，不受脉率限定，可似数但并不数	

⑤ 细脉与微脉、弱脉、濡脉

脉象	共同点	不同点
细脉	四种脉象都是脉形细小且脉势软弱无力	形小如线而应指明显
微脉		极软极细，按之欲绝，若有若无，起落模糊
弱脉		沉而细软，搏动无力
濡脉		浮细而无力，即脉位与弱脉相反，轻取即得，重按反不明显

⑥ 弦脉与紧脉、长脉

脉象	共同点	不同点
弦脉	二者均为脉气紧张	如按琴弦之上，无绷急之势
紧脉		端直绷急，弹指如牵绳转索，紧脉比弦脉更有力，更紧急
长脉	弦脉与长脉相似	首尾端直，过于本位，如循长杆，但长而不急
弦脉		端直以长，但脉气紧张，指下如按琴弦

⑦ 实脉与洪脉

脉象	共同点	不同点
实脉	二者在脉势上都是充实有力	应指有力，举按皆然，来去俱盛
洪脉		浮而有力，状若波涛汹涌，盛大满指，来盛去衰

⑧ 短脉与动脉

脉象	共同点	不同点
短脉	二者在脉搏搏动范围上都较小，仅关部明显	常兼迟涩
动脉		其形如豆，常兼滑数有力之象

⑨ 结脉与代脉、促脉

脉象	共同点	不同点
促脉	三者均属有歇止的脉象	脉数而中止，歇止不规则
结脉		脉缓而中止，歇止不规则
代脉		是脉来一止，其歇止有规则，且歇止时间较长

2. 对举法

对举法就是把两种相反的脉象对比而加以鉴别的方法。

脉象	对比点	不同点
浮脉与沉脉	脉位浅深相反	浮脉→脉位浅表，轻取即得，重按反弱，"如水漂木"
		沉脉→脉位深沉，轻取不应，重按始得，"如石投水"
迟脉和数脉	脉率慢快相反	迟脉→脉率比平脉慢，一息不足四至
		数脉→脉率比平脉快，一息五至以上不足七至
虚脉与实脉	脉搏气势相反	虚脉→三部脉举按均无力
		实脉→三部脉举按皆有力
滑脉与涩脉	脉搏流利度相反	滑脉→往来流利，应指圆滑，"如盘走珠"
		涩脉→往来艰涩，滞涩不畅，"如轻刀刮竹"
洪脉与细脉	脉体大小和气势强弱相反	洪脉→脉体宽大，充实有力，来势盛而去势衰
		细脉→脉体细小如线，其势软弱无力，应指明显

续表

脉象	对比点	不同点
长脉与短脉	脉位长短相反	长脉→脉管搏动的范围超过寸、关、尺三部
		短脉→脉管的搏动短小，仅在关部明显，寸、尺部不明显
紧脉与缓脉	脉搏气势相反	紧脉→脉势紧张有力，如按切绞绳转索，脉管的紧张度较高
		缓脉→脉势怠缓，脉管的紧张度较低，且脉来一息仅四至
散脉与牢脉	脉位与气势相反	散脉→脉位浅表，浮取应指，脉势软弱，散而零乱，至数不清，中取、沉取不应
		牢脉→脉位深沉，脉势充实有力，大而弦长，坚牢不移

（三）相兼脉与主病

凡两种或两种以上的单因素脉相兼出现，复合构成的脉象即称为"相兼脉"或"复合脉"。相兼脉象的主病往往是各种脉象主病之和。如浮主表，紧说明疾病为寒，那么浮紧脉就主表寒。浮主表、缓主虚，所以浮缓脉是表虚证。以此类推。

复合脉 = 单因素脉 + 单因素脉 +……

复合脉主病 = 单因素脉主病 + 单因素脉主病 +……

（四）真脏脉

真脏脉又称"败脉""绝脉""死脉""怪脉"，是由于无胃气而真脏之气外泄的脉象，其特点是无胃、无神、无根。

真脏脉的出现，绝大部分表示病邪深重，元气衰竭，胃气已败，是病情极度危重，濒临死亡的征象。

六、妇人脉和小儿脉

（一）妇人脉

妇人有经、孕、产育等特殊的生理活动及其病变，因而其脉诊亦有一定的特殊性。

月经脉
- 月经将至→妇人左关、尺脉忽洪大于右手（无口苦、身热、腹胀等）
- 月经不利→寸、关脉调和而尺脉弱或细涩
- 妇人闭经
  - 尺脉虚细而涩→精血亏少的虚闭
  - 尺脉弦或涩→多为气滞血瘀的实闭
  - 脉象弦滑→多为痰湿阻于胞宫

妊娠脉
- 突然停经且脉来滑数冲和，兼饮食偏嗜
- 妇人两尺脉搏动强于寸脉或左寸脉滑数动甚

（二）小儿脉

诊小儿脉在《黄帝内经》中已有记述，自后世医家提出望小儿指纹的诊法以后，对于3岁以内的婴幼儿，往往以望指纹代脉诊。

1. 一指三部诊法

小儿寸口部位短，难以布三指以分三关，故诊小儿脉的方法与诊成人不同，常采用一指总候三部诊法，简称"一指定三关"。

3岁以内	用左手握小儿手，右手大拇指或食指按于掌后高骨，不分三部，以定至数为主
3~5岁	以高骨中线为关，向高骨的前后两侧（掌端和肘端）滚转寻三部
6~8岁	向高骨前后两侧（掌端和肘端）挪动拇指，分别诊寸、关、尺三部

续表

9~10岁	次第下指，依寸、关、尺三部诊脉
10岁以上	按诊成人脉的方法取脉

2. 小儿脉象主病

小儿脏腑娇嫩、形气未充，且又生机旺盛、发育迅速，故正常小儿的平和脉象，较成人脉软而速，年龄越小，脉搏越快。

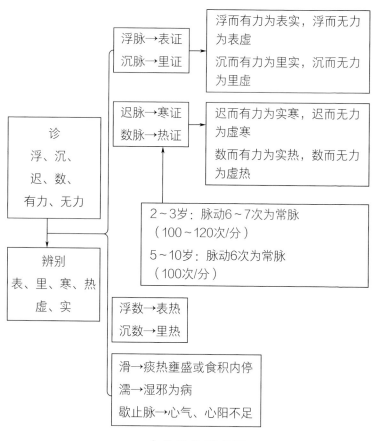

小儿脉象示意图

第二节　按诊

按诊是医生用手直接触摸或按叩患者某些部位，以了解局部冷热、润燥、软硬、压痛、肿块或其他异常变化，从而推断疾病部位、性质和病情轻重等情况的一种诊断方法。

学习脉络图

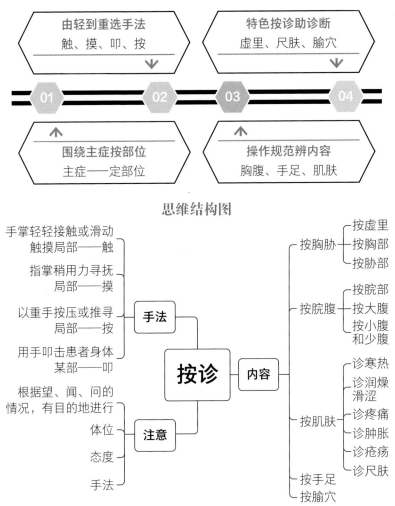

由轻到重选手法
触、摸、叩、按

特色按诊助诊断
虚里、尺肤、腧穴

01　02　03　04

围绕主症按部位
主症——定部位

操作规范辨内容
胸腹、手足、肌肤

思维结构图

手掌轻轻接触或滑动
触摸局部——触

指掌稍用力寻抚
局部——摸

以重手按压或推寻
局部——按

用手叩击患者身体
某部——叩

根据望、闻、问的
情况，有目的地进行
体位
态度
手法

手法

注意

按诊

内容

按胸胁 —— 按虚里
　　　　　按胸部
　　　　　按胁部

按脘腹 —— 按脘部
　　　　　按大腹
　　　　　按小腹
　　　　　和少腹

按肌肤 —— 诊寒热
　　　　　诊润燥
　　　　　滑涩
　　　　　诊疼痛
　　　　　诊肿胀
　　　　　诊疮疡
　　　　　诊尺肤

按手足
按腧穴

一、按诊的意义

按诊是切诊的组成部分，在辨证中起着重要的作用，是四诊中不容忽视的一环。按诊不仅可以进一步确定望诊之所见，补充望诊之不足，而且亦可为问诊提示重点，特别是对脘腹部疾病的诊断有着更为重要的作用。

二、按诊的方法和注意事项

（一）按诊的方法

按诊手法	操作要点		意义
触法	医生将自然并拢的第二、三、四、五手指掌面或全手掌轻轻接触或轻柔地进行滑动触摸患者局部皮肤		了解肌肤凉热、润燥等，用于分辨外感、内伤，判断阴阳盛衰以及津血盈亏
摸法	医生用指掌稍用力寻抚局部		辨别病位及病性的虚实
按法	以重手按压或推寻局部		深部有无压痛或肿块，肿块的形态、大小，质地的软硬、光滑度、活动程度等，以辨脏腑虚实和邪气的痼结情况
叩法	用手叩击患者身体某部	直接叩击法：用手指中指指尖或并拢的二、三、四、五指的掌面轻叩或拍打被检查部位	通过震动产生叩击音、波动感或震动感，以此确定病变的性质和程度

按诊手法	操作要点		意义
叩法	用手叩击患者身体某部	间接叩击法： ①拳掌叩击法：用左手掌平贴在患者受检部位体表，右手握成空拳叩击左手背； ②指指叩击法：左手中指第二指节紧贴诊察部位，其他手指稍抬起，用右手中指指端垂直叩击左手中指第二指节前端	通过震动产生叩击音、波动感或震动感，以此确定病变的性质和程度

（二）按诊的注意事项

1. 体位

根据疾病所需的诊察目的和部位，选择适当的体位，以获得准确资料。

2. 态度

举止要稳重大方，态度严肃认真，手法轻巧柔和，避免突然暴力或冷手按诊。

3. 手法

触、摸、按、叩四种手法的选择应具有针对性，要边诊察边注意观察患者的反应，询问是否有压痛及疼痛程度，注意健康部位与疾病部位的比较，以了解病痛所在的准确部位、性质及程度。

三、按诊的内容

临床上以按胸胁、按脘腹、按肌肤、按手足、按腧穴等为常用的按诊内容。

（一）按胸胁

根据病情的需要，有目的地对前胸和胁肋部进行触摸、按压或叩击，以了解局部及内脏病变的情况。

胸胁的部位：胸胁即前胸和侧胸部的统称。前胸部即缺盆（锁骨上窝）至横膈以上。侧胸部又称胁肋部或胁部，即胸部两侧，由腋下至十一、十二肋骨端的区域。

1. 按虚里

部位：于左乳下第四、五肋间，乳头下稍内侧，为心尖搏动处。

生理特点：按之搏动应手，动而不紧，缓而不怠，动气聚而不散，节律清晰一致，一息四五至

临床意义：测知宗气之强弱、疾病之虚实、预后之吉凶

诊法：患者采取坐位或仰卧位

医生站于患者右侧，右手全掌或指腹平抚于虚里，并调节压力

按诊的内容：有无搏动、搏动部位及范围、搏动强度和节律、频率、聚散

虚里按诊常见异常表现及临床意义表

异常表现	临床意义
按之其动微弱	宗气内虚；饮停心包
动而应衣	宗气外泄
按之弹手，洪大而搏，或绝而不应	属危候
虚里脉动数急，时有一止	宗气不守
搏动迟弱，或久病体虚而动数	心阳不足
胸高而喘，虚里搏动散漫而数	心肺气绝之兆
虚里动高，聚而不散	热甚，多见外感热邪、小儿食滞或痘疹将发之时

2. 按胸部

意义：了解心（虚里）、肺、腔内（胸膜）及乳房等的病变情况

体位：患者多采取坐位，若不能坐时，可先仰卧位诊察前胸，然后侧卧位诊察侧胸及背部

方法：多采用触法、摸法和指指叩击法

指指叩击法：叩击时左手中指应沿肋间隙滑行（与肋骨平行），右手指力应适中，顺序应由上而下地按前胸、侧胸和背部进行，并应注意两侧对称部位的比较

生理：正常胸（肺）部叩诊呈清音

胸肌发达者、肥胖者或乳房较大者叩诊音稍浊，背部较前胸音浊，上方较下方音浊

胸部按诊常见异常表现及临床意义表

异常表现	临床意义
肺下界下移	肺胀、腹腔脏器下垂
肺下界上移	肺痿、悬饮、鼓胀、腹内肿瘤或癥瘕
前胸高突，叩之膨膨然有如鼓音，其音清	肺胀
叩之音浊或呈实音，并有胸痛	饮停胸膈，或肺痨损伤，或肺内有肿瘤，或为肺痈、痰热壅肺
胸部压痛，有局限性青紫肿胀	外伤（肋骨骨折等）

乳房按诊

生理：正常时按诊乳房呈模糊的颗粒感和柔韧感，质地均匀一致，无触痛

内容：发现乳房内肿块，注意肿块数目、部位、大小、外形、硬度、有无压痛和活动度，以及腋窝、锁骨下淋巴结的情况

乳房按诊常见异常表现及临床意义表

异常表现	临床意义
乳房局部压痛	可见于乳痈、乳发、乳疽等
乳房有大小不一的肿块，边界不清，质地不硬，活动度好，伴有疼痛，且发病缓慢	多见于乳癖
乳房有形如鸡卵的硬结肿块，边界清楚，表面光滑	多为乳核
乳房有结节如梅李，边缘不清，皮肉相连，病变发展缓慢，日久破溃，流稀脓夹有豆渣样物	多为乳痨
乳房肿块质硬，形状不规则，高低不平，边界不清，腋窝多可扪及肿块，或有血性分泌物从乳头溢出	考虑乳癌

3. 按胁部

意义：了解肝胆的病变
体位：采取仰卧位或侧卧位
方法：在胸侧腋下至肋弓部位进行按、叩
　　　从上腹部中线向两侧肋弓方向轻循，并按至肋弓下
内容：是否有肿块及压痛，肿块的质地、大小、形态等

胁部按诊常见异常表现及临床意义表

异常表现	临床意义
胁痛喜按，胁下按之空虚无力	肝虚
胁下肿块，刺痛拒按	血瘀
右胁下肿块，质软，表面光滑，边缘钝，有压痛	肝热病、肝著

续表

异常表现	临床意义
右胁下肿块，质硬，表面平或呈小结节状，边缘锐利，压痛不明显	肝积
右胁下肿块，质地坚硬，按之表面凹凸不平，边缘不规则，常有压痛	考虑肝癌
右侧腹直肌外缘与肋缘交界处附近触到梨形囊状物，并有压痛	胆石、胆胀等胆囊病变
左胁下痞块，为肥气等脾脏病变；疟疾后左胁下可触及痞块，按之硬	疟母

（二）按脘腹

通过按脘腹部，了解其凉热、软硬、胀满、肿块、压痛以及脏器大小等情况，从而推断有关脏腑的病变及证候的性质。

1. 脘腹分区

膈以下统称为腹部。大体分为心下、胃脘、大腹、小腹、少腹等部分。

心下：剑突的下方
胃脘部：心下的上腹部
大腹：脐以上的部位
脐腹：脐周部位
小腹：脐下至耻骨上缘
少腹：小腹两侧

2. 按脘部

按脘部主要是诊察胃腑病证。

脘部按诊常见异常表现及临床意义表

异常表现	临床意义
脘部痞满，按之较硬而疼痛	实证
按之濡软而无痛	虚证
脘部按之有形而胀痛，推之辘辘有声	胃中有水饮

3. 按腹部

意义：肝、脾、小肠、大肠、膀胱、胞宫等脏腑的病证。若腹部有压痛，多表示该处腹腔脏器疾患

内容：腹部的凉热、软硬、胀满、肿块、压痛等；若腹部有肿块，按诊时要注意肿块的部位、形态、大小、硬度、有无压痛和能否移动等

生理：除大肠（结肠）、膀胱（充盈时）可触及外，其他脏器一般不能触及

腹部按诊常见异常表现及临床意义表

异常表现	临床意义
腹部按之肌肤凉而喜温	寒证
腹部按之肌肤灼热而喜凉	热证
腹痛喜按，按之痛减，腹壁柔软	虚证
腹痛拒按，按之痛甚，并伴有腹部硬满	实证
局部肿胀拒按	内痈
按之疼痛，固定不移	内有瘀血
按之胀痛，病处按此联彼	病在气分，多为气滞气闭
肿块推之不移，痛有定处	癥积，病属血分

异常表现	临床意义
肿块推之可移，或痛无定处，聚散不定	瘕聚，病属气分
肿块大	病深
形状不规则，表面不光滑	病重
坚硬如石	恶候
肿块生长迅速	往往预后不良
上腹部压痛	肝、胆、胃腑及结肠等病变
下腹部压痛	膀胱疾病或胞宫等病变
右少腹作痛而拒按，或出现"反跳痛"，或按之有包块应手	肠痈

（1）按大腹

一般腹满多指大腹部的胀满。

按大腹常见异常表现及临床意义表

异常表现		临床意义
腹部按之手下饱满充实而有弹性、有压痛		实满
腹部虽膨满，但按之手下虚软而缺乏弹性，无压痛		虚满
腹部高度胀大，如鼓之状为臌胀；若两手分置于腹部两侧对称位置	一手轻轻叩拍腹壁，另一手若有波动感，按之如囊裹水	水臌
	一手轻轻叩拍腹壁，另一手无波动感，以手叩击如鼓之膨膨然	气臌

（2）按小腹和少腹

按小腹和少腹常见异常表现及临床意义表

异常表现	临床意义
右少腹剧痛而拒按，按之有包块应手	肠痈
时时发热，自汗出，微恶寒，脉沉紧	脓未成
腹皮急，按肿块濡软，身无热，脉洪数	脓已成
左少腹作痛，按之累累有硬块不定	肠中宿粪
腹中结块，按之起伏聚散，往来不定，或按之形如条索状，久按转移，或按之手下如蚯蚓蠕动	虫积
患者腹痛的同时，伴见腹正中、或脐部、或腹股沟有肿块凸起，按之可回复	疝气
小腹部触及肿物，触之有弹性，不能被推移，呈横置的椭圆形或球形，按压时有压痛，有尿意，排空尿后肿物消失	积尿所致而胀大的膀胱
排空尿液后小腹肿物不消	石瘕等胞宫或膀胱的肿瘤；如系妇女停经后，则为妊娠而胀大的胞宫

（三）按肌肤

意义：通过触摸某些部位的肌肤，以分析病情的寒热虚实及气血阴阳盛衰

按诊内容：诊察肌肤的寒热、润燥、滑涩、疼痛、肿胀、皮疹、疮疡

生理：正常肌肤温润而有光泽，富有弹性，无皮疹、疼痛、肿胀、疮疡、结节等

按诊方法：选择适宜体位，充分暴露按诊部位，医生位于患者右侧，右手手指自然并拢，掌面平贴诊部肌肤之上轻轻滑动

1. 按寒热

按肌肤的寒热可了解人体阴阳的盛衰、表里虚实和邪气的轻重。

按肌肤寒热常见异常表现及临床意义表

异常表现	临床意义
身热初按热甚，久按不热	热在表
久按热愈甚	热在里
初扪之不觉很热，但扪之稍久即感灼手	身热不扬
肌肤寒冷	阳气衰少
肌肤灼热	阳热炽盛
肌肤寒冷而大汗淋漓，面色苍白，脉微欲绝	亡阳之征
汗出如油，四肢肌肤尚温而脉躁疾无力	亡阴之象
身灼热而手足厥冷	真热假寒证里热壅盛，阳气不得外达
外感病汗出热退身凉	表邪已解
皮肤无汗而灼热	热甚
皮肤不热者，红肿不明显	阴证
皮肤灼热而红肿疼痛	阳证

2. 按润燥滑涩

通过触按患者皮肤的滑润和燥涩，可以了解汗出与否及气血津液的盈亏。

按肌肤润燥滑涩常见异常表现及临床意义表

异常表现	临床意义
皮肤干燥	尚未出汗
新病皮肤多滑润而有光泽	气血津液未伤之
久病肌肤枯涩	津液亏虚或气血两伤
肌肤甲错	瘀血，新血不生

3. 按疼痛

通过按肌肤疼痛的情况，可以分辨疾病的疼痛部位、范围、程度和虚实性质。患者疼痛时，医生在局部进行力度不同的按压。

按肌肤疼痛常见异常表现及临床意义表

异常表现	临床意义
肌肤濡软，按之痛减	虚证
硬痛拒按	实证
轻按即痛	病在表浅
重按方痛	病在深部

4. 按肿胀

通过按肿胀，以辨别水肿和气肿。

肿胀部位用重手进行按压 $\begin{cases} 按之凹陷，不能即起→水肿 \\ 按之凹陷，举手即起→气肿 \end{cases}$

5. 按疮疡

通过触按疮疡局部，感知凉热、软硬，可判断证之阴阳寒热及是否成脓。

按诊方法：医生两手拇指和食指自然伸出，其余三指自然屈曲，用两食指寻按疮疡根底及周围肿胀状况，未破溃的疮疡，可用两手食指对应夹按，或用一食指轻按疮疡顶部，另一食指置于疮疡旁侧，诊其软坚，有无波动感，以了解成脓的程度。

按疮疡常见异常表现及临床意义表

异常表现	临床意义
按之肿硬而不热	寒证
按之高肿灼手而有压痛	热证
根盘平塌漫肿	虚证
根盘收束而隆起	实证
按之患处坚硬而微热	无脓
边硬顶软而热甚	有脓
轻按即痛	脓在浅表
重按而痛	脓在深部
按之陷而不起	脓未成
按之有波动感	脓已成

6. 按尺肤

通过触摸患者肘部内侧至掌后横纹处之间的肌肤，以了解疾病虚实寒热性质的诊察方法。

诊尺肤方法：采取坐位或仰卧位。医生用右手握住患者上臂近肘处，左手握住患者手掌，同时向桡侧转辗前臂，使前臂内侧面向上平放，尺肤部充分暴露，医生用指腹或手掌平贴尺肤处并上下滑动来感觉尺肤的寒热、滑涩、缓急（紧张度）；诊右尺肤时，医生操作手法同上，左、右手置换位置，方向相反。诊尺肤应注意左、右尺肤的对比。

根据尺肤部缓急、滑涩、寒热的情况，可以判断疾病的性质。健康人尺肤温润滑爽而有弹性。

按尺肤常见异常表现及临床意义表

异常表现	临床意义
尺肤热甚，其脉象洪滑数	温热之证
尺肤凉，而脉象细小	泄泻、少气
按尺肤窅而不起	风水肤胀
尺肤粗糙如枯鱼之鳞	精血不足，或瘀血内阻，亦可是脾阳虚衰，水饮不化之痰饮病

（四）按手足

通过触摸患者手足部位的冷热程度，以判断病情寒热虚实及表里内外的顺逆。

按手足的方法 {
可取坐位或卧位（仰、侧皆可），充分暴露手足，医生可单手抚摸，亦可用双手抚握患者双手足，并作左右手足比较。其重点在于手足心寒热的程度

还可做比较诊法

正常情况下，手足一般是温润的。

按手足常见异常表现及临床意义表

异常表现	临床意义
阳虚之证，四肢犹温	阳气尚存
四肢厥冷	病情深重
手足俱冷	阳虚寒盛，属寒证
手足俱热	阳盛热炽，属热证
热证见手足热	顺候
热证反见手足逆冷	逆候

异常表现		临床意义
按手足比较诊法	手足背热甚	外感发热
	手足心热甚	内伤发热
	额上热甚于手心热	表热
	手心热甚于额上热	里热

（五）按腧穴

按压身体的某些特定穴位，通过穴位的变化和反应来判断内脏某些疾病的方法。

按腧穴方法：取坐位或卧（仰卧、俯卧、侧卧）位，关键在于找准腧穴。医生用单手或双手的食指或拇指按压腧穴，若有结节或条索状物时，手指应在穴位处滑动按寻，进一步了解指下物的形态、大小、软硬程度、活动情况等。

按诊内容：穴位是否出现明显压痛、结节、条索状物以及其他敏感反应。

正常腧穴按压时有酸胀感、无压痛、无结节或条索状物、无异常感觉和反应。

诊断脏腑病变的常用腧穴

异常表现	临床意义
中府、肺俞、太渊	肺病
巨阙、膻中、大陵	心病
章门、太白、脾俞	脾病
气海、太溪	肾病
天枢、大肠俞	大肠病

中医诊断学 彩色图解

异常表现	临床意义
关元	小肠病
日月、胆俞	胆病
胃俞、足三里	胃病
中极	膀胱病
期门、肝俞、太冲	肝病

第五章

八纲辨证

八纲，指表、里、寒、热、虚、实、阴、阳八个纲领。

八纲辨证，是指运用八纲对四诊所收集的各种病情资料，进行分析、归纳，从而辨别疾病现阶段病变部位的浅深、疾病性质的寒热、邪正斗争的盛衰和病证类别阴阳的方法。

学习脉络图

表里辨证
掌握表里两纲的意义及各证的证候表现及鉴别要点

虚实辨证
掌握虚实两纲的含义，各证型的病因病机和证候表现及鉴别要点

综合分析
掌握八纲证相兼、错杂、相互转化的关系。能综合分析，灵活运用八纲辨证

01　02　03　04　05　06

八纲辨证
了解八纲辨证的内涵和意义

寒热辨证
掌握寒热两纲的含义，各证型的病因病机和证候特点及鉴别要点

阴阳辨证
了解阴阳辨证的含义及内容

思维结构图

寒证
热证
真寒假热
真热假寒　　寒热

表证
里证
半表半里证　　表里

虚证
实证
真虚假实
真实假虚　　虚实

辨证纲领　　阴阳

八纲辨证

证的相兼
- 表寒证
- 表热证
- 里实寒证
- 里虚寒证
- 里实热证
- 里虚热证

证的错杂
- 表里同病
- 寒热错杂
- 虚实夹杂

证的转化
- 表里出入
- 寒热转化
- 虚实转化

八纲辨证源流简表

《黄帝内经》	具体内容已散在性论述	阴阳辨证	《素问·阴阳应象大论》"善诊者，察色按脉，先别阴阳"　《素问·标本病传论》"凡刺之方，必别阴阳"
		虚实辨证	《素问·通评虚实论》将虚实的基本含义概之为"邪气盛则实，精气夺则虚"　《素问·玉机真脏论》"五实""五虚"及其治疗原则
		寒热辨证	"阳胜则热，阴胜则寒"　"阳胜则外寒，阴虚则内热"　"寒者热之，热者寒之"
		表里辨证	表里二字见于《素问·经脉别论》，"太阳脏独至，厥喘虚气逆，是阴不足，阳有余也，表里当俱泻"
张仲景	《伤寒论》中具体地运用八纲对疾病辨别		
明代	八纲辨证的概念与内容，已为许多医家所重视和接受		《伤寒正脉》说："治病八字，虚实阴表里寒热，八字不分，杀人反掌。"　张景岳提出"二纲六变"，明确了阴阳表里寒热虚实间的关系
近人祝味菊	在《伤寒质难》中说："所谓'八纲'者，阴、阳、表、里、寒、热、虚、实是也。"　这是"八纲"名称的正式提出		
二版《中医诊断学》教材	正式将八纲列为专章进行讨论，八纲辨证的内容得以普及		

第一节　八纲基本证

一、表里辨证

　　表、里是辨别病变部位外内、浅深的两个纲领。身体的皮毛、肌腠在外，属表；血脉、骨髓、脏腑在内，属里。临床辨证时，一般把外邪侵犯肌表，病位浅者，称为表证；病在脏腑等病位深者，称为里证。

（一）表证

　　指六淫、疫疠等邪气经皮毛、口鼻侵入机体的初期阶段，正气抗邪于肌表，以新起恶寒发热为主要表现。

【病因病机】外感邪气，正邪交争，尚未入里

【证候分析】

> 恶寒——外邪袭表，卫阳被遏，肌表失温
> 发热——外邪袭表，正邪相争
> 头身痛——外邪袭表，气血不畅
> 鼻塞、流涕、喷嚏、咽喉痒痛——肺窍不利
> 舌淡红，苔薄——邪气在表，尚未入里
> 脉浮——正气抗邪，脉气鼓动于外

【证候特点】

> 新起恶寒发热并见，脉浮，脏腑症状不明显
> 起病急，病程短，病势轻，治疗易
> 多见于外感病的早期（初期）

（二）里证

指病变部位在内，脏腑、气血、骨髓等受病，以脏腑功能失调的症状为主要表现的证候。

【病因病机】

$$\left\{\begin{array}{l}表邪传里\\外邪直接入里\\直接伤于里，情志内伤、饮食劳倦等\end{array}\right.$$

【证候表现】范围较广，除表证（及半表半里证）以外，一般都属里证

【证候特点】

$$\left\{\begin{array}{l}无新起恶寒发热并见，脏腑症状明显\\起病可急可缓，一般病情重，病程长，治疗难\\多见于外感病中、后期或内伤杂病\end{array}\right.$$

（三）半表半里证

指病变既非完全在表，又未完全入里，病位处于表里进退变化之中，以寒热往来等为主要表现。

【病因病机】伤寒邪犯少阳

【证候表现】寒热往来，胸胁苦满，心烦喜呕，默默不欲饮食，口苦咽干，目眩，脉弦

【证候特点】起病急，病程长，既非表证，亦非里证

（四）表里证鉴别要点

表证与里证的辨别，主要是以审察寒热症状特点、内脏症状是否突出及舌象、脉象等变化为要点。

表里证鉴别

证型	病程	寒热特点	兼证表现	舌象	脉象
表证	短	恶寒发热并见	以头身疼痛、鼻塞、喷嚏等为常见症，内脏症表现不明显	舌象变化不明显	多见浮脉
里证	长	但热或但寒	以内脏症，如心悸、咳喘、腹痛、呕吐之类表现为主症	舌象多变	沉脉等多种脉象

二、寒热辨证

寒、热是辨别疾病性质的两个纲领。寒证与热证是机体阴阳偏盛、偏衰的具体表现。

（一）寒证

指感受寒邪，或阳虚阴盛，导致机体功能活动受抑制而表现出具有"冷、凉"症状特点的证。由于阴盛或阳虚都可表现为寒证，故寒证又有实寒证与虚寒证之分。

【病因病机】

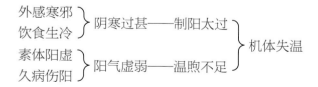

【证候特点】以"冷、白、稀、润、静"等为特点

【证候分析】

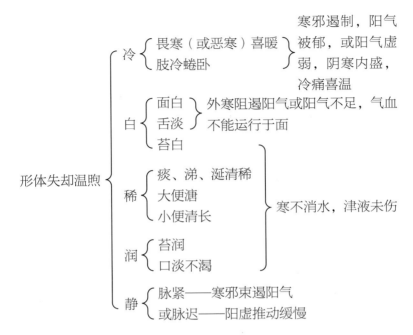

冷 { 畏寒（或恶寒）喜暖 / 肢冷蜷卧 } 寒邪遏制，阳气被郁，或阳气虚弱，阴寒内盛，冷痛喜温

白 { 面白 / 舌淡 } 外寒阻遏阳气或阳气不足，气血不能运行于面 / 苔白

形体失却温煦 {

稀 { 痰、涕、涎清稀 / 大便溏 / 小便清长 } 寒不消水，津液未伤

润 { 苔润 / 口淡不渴 }

静 { 脉紧——寒邪束遏阳气 / 或脉迟——阳虚推动缓慢 }

（二）热证

指感受热邪，或脏腑阳气亢盛，或阴虚阳亢，导致机体功能活动亢进所表现的具有"温、热"症状特点的证。由于阳盛或阴虚都可表现为热证，故热证有实热证、虚热证之分。

【病因病机】

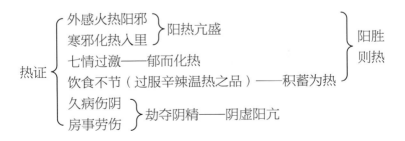

热证 {
外感火热阳邪 / 寒邪化热入里 } 阳热亢盛
七情过激——郁而化热
饮食不节（过服辛辣温热之品）——积蓄为热
久病伤阴 / 房事劳伤 } 劫夺阴精——阴虚阳亢
} 阳胜则热

【证候特点】以"热、红（黄）、稠、干、动"等为特点

【证候表现】

热：发热
　　恶热喜冷
赤（黄）：面赤，
　　　　　舌红，苔黄燥
　　　　　痰、涕黄
　　　　　小便黄　⎫ 阳热偏盛，津液被耗，或因阴液亏虚而阳气偏亢

稠：痰、涕稠
燥：口渴欲饮
　　大便干结　⎫ 热伤阴津

动：烦躁不宁——热扰心神
　　脉数——热迫血行

（三）寒证与热证的鉴别

1. 寒证与热证的鉴别要点

寒证与热证，是机体阴阳偏盛偏衰的反映。临床上在鉴别寒证与热证时，应对疾病的全部表现进行综合观察，尤其是应以恶寒发热、对寒热的喜恶、四肢的温凉、口渴与否、面色的赤白及二便、舌象、脉象等作为鉴别要点。

寒证与热证的鉴别要点

证型	寒热喜恶	四肢	口渴	面色	大便	小便	舌象	脉象
寒证	恶寒喜温	冷	不渴	白	稀溏	清长	舌淡苔白润	迟或紧
热证	恶热喜凉	热	渴喜冷饮	红	干结	短黄	舌红苔黄燥	数

2. 寒证、热证的真假辨别

真，是指疾病的本质；假，是指疾病出现的假象。一般情况下，疾病的本质与现象是一致的。例如，疾病的本质是寒，就表现出寒的症状；疾病的本质是热，就表现出热的症状。但也有例外，当疾病发展到严重或后期阶段时，可表现出一些不符合常规认识的征象，也就是当病情发展到寒极或热极的时候，有时会出现一些与其寒、热病理本质相反的"假象"，从而影响对寒、热证的准确判断，所以必须认真辨别，才能去伪存真，抓住疾病的本质，对病情作出准确的判断。

（1）真热假寒证　真热假寒证是指阳热盛极，格阴于外，形成内有真热而外见假寒的证，又称热极似寒。

临床表现：手足厥冷，不欲盖衣被，胸腹灼热，气息热，舌红苔黄，脉沉而有力。

（2）真寒假热证　真寒假热证指阴寒盛极，格阳于外，所形成的内有真寒而外见假热的证，又称寒极似热。

临床表现：面红娇嫩，身热反欲盖衣被，口渴而不欲饮或喜热饮，大便稀，小便清，气息凉，舌淡白。

寒热真假证的病机及临床表现比较

证型	病机	临床表现
真热假寒证	邪热内盛，阳气郁闭于内而不能布达于外	真热：胸腹灼热，神昏谵语，口臭息粗，渴喜冷饮，小便短黄，舌红苔黄而干，脉有力
		假寒：四肢凉甚至厥冷，脉沉迟
真寒假热证	阳气虚衰，阴寒内盛，逼迫虚阳浮游于上、格越于外	真寒：四肢厥冷，小便色清，便质不燥，甚至下利清谷，舌淡苔白，脉来无力
		假热：自觉发热、面色红，神志躁扰不宁，口渴，咽痛，脉浮大或数

辨别要点

① 真热假寒患者虽肢冷而不恶寒、反恶热，且胸腹必灼热，脉虽沉但必数而有力，由此可以判定肢冷、脉沉均为假寒之象。

② 真寒假热证的患者虽自觉发热，但触之胸腹无灼热，且欲盖衣被；虽面色红，但为两颧浮红，时隐时现；虽神志躁扰不宁，但感疲乏无力；虽口渴，却欲热饮，且饮水不多；虽咽喉疼痛，但不红肿；虽脉浮大或数，但按之无力。

（3）鉴别要点

		真象	假象
病程		多始终贯穿疾病全过程	出现在疾病的后期及危重期
出现部位		多表现在内部、中心的症状	多出现在外部、四肢的症状
症状辨别	面色	里热炽盛的面赤却是满面通红	"假热"之面赤，是面色㿠白而仅在颧颊上浅红娇嫩，时隐时现
	躯体	阴寒内盛者则往往身体蜷卧，欲加衣被	"假寒"常表现为四肢厥冷伴随胸腹部灼热，揭衣蹬被

三、虚实辨证

虚实辨证是区别邪正盛衰的两个纲领。疾病的过程，是正邪斗争的过程。邪正之盛衰，决定了病证之虚实。正气不足为主表现出的证候属虚证，邪气亢盛为主表现出的证为实证。正如《素问·通评虚实论》所说："邪气盛则实，精气夺则虚。"可见，辨别虚实就是判断病体的邪正盛衰，为确定扶正或祛邪的治法提供依据。

（一）虚证

指以人体阴阳、气血、津液、精髓等正气亏虚，以"不足、松弛、衰退"为主要症状特征的证。其基本病理为正气亏虚、邪气不著。

【病因病机】

先天禀赋不足
饮食失调——营血生化之源不足
思虑太过、悲哀卒恐、过度劳倦——耗伤气血营阴
房事不节——耗损肾精元气
久病失治、误治——损伤正气
大吐、大泻、大汗
出血、失精 〉阴液气血耗损

【证候表现】由于人体阴阳气血津液等受损程度的不同及所影响脏腑器官的差异，虚证的表现也各不相同，因此难以概括几个症状作为虚证的典型证候。

（二）实证

指人体感受外邪，或疾病过程中阴阳气血失调，体内病理产物蓄积，以"有余、亢盛、停聚"为主要症状特征的证。其基本病理为邪气盛、正气不虚。

【病因病机】

风、寒、暑、湿、燥、火
疫疠
虫毒 〉邪气侵犯人体，正气奋起抗邪所致

有形病理产物（痰、饮、水、湿、脓、瘀血、宿食），壅聚停积

【证候表现】 由于感邪性质与病理产物的不同，以及病邪侵袭、停积部位的差别，实证的表现也各不相同，同样难以用几个症状全面概括。

（三）虚证与实证的鉴别

1. 虚证与实证的鉴别要点

虚证与实证主要可从病程、体质及症状与舌脉的特点等方面加以鉴别。

虚证与实证的鉴别要点

鉴别要点	虚证	实证
病程	较长（久病）	较短（新病）
体质	多虚弱	多壮实
精神	多萎靡	多亢奋
声息	声低息微	声高气粗
疼痛	喜按	拒按
胸腹胀满	按之不痛，胀满时减	按之疼痛，胀满不减
发热	多为潮热、微热	多为高热
恶寒	畏寒，添衣近火得温则减	恶寒，添衣近火得温不减
舌象	舌质嫩，苔少或无	舌质老，苔厚腻
脉象	无力	有力

2. 虚证、实证的真假辨别

（1）真实假虚证 真实假虚证是指疾病的本质是实证，反出现类似虚证表现的证，称作"大实有羸状"。

（2）真虚假实证 真虚假实证是指疾病本质属虚证，反而出现类似实证表现的证，称作"至虚有盛候"。

虚实真假病机与临床表现比较简表

证型	病机	临床表现
真实假虚证	火热、或痰食、或湿热、或瘀血等邪气或病理产物大积大聚，以致经脉阻滞，气血不能畅达	真实：声高气粗，疼痛拒按，舌质苍老，舌苔厚腻
		假虚：神情默默，身体倦怠，懒言，脉象沉细
真虚假实证	脏腑虚衰，气血不足，运化无力，气机不畅	真虚：神疲乏力，面色无华，舌质娇嫩
		假实：腹胀腹痛，二便闭塞，脉弦

分析：①真实假虚证患者虽默默不语但语时声高气粗，虽倦怠乏力却动之觉舒，虽脉象沉细却按之有力，与虚证所导致的真正"虚羸"表现有所不同。

② 真虚假实证患者腹虽胀满而有时缓解，不似实证之常满不减；腹虽痛而按之痛减，不似实证之拒按；脉虽弦，但重按无力。

（3）虚实真假辨别要点 脉象、舌质、言语、体质及发病的原因，病之新久等。

四、阴阳辨证

阴、阳是归类病证类别的两个纲领。由于阴阳是对各种病情从整体上作出最基本的概括，八纲中的阴阳两纲又可以概括其余六纲，即表证、热证、实证属阳，里证、寒证、虚证属阴，所以说阴阳是证候分类的总纲，阴阳是辨证归类的最基本纲领。

第二节　八纲证之间的关系

八纲辨证，并不意味着可以把各种证候截然划分为八个区域。八纲证之间存在着相互联系，错综复杂的关系。如表里与寒热虚实相联系，寒热与表里虚实相联系，虚实又与寒热表里相联系。疾病的变化，往往也不是单纯的，常常是表里、寒热、虚实夹杂在一起的，如表里同病，虚实夹杂，寒热错杂。在一定条件下疾病可以出现相互转化。如表邪入里，里邪出表，寒证化热，热证转寒，实证转虚，因虚致实等。

一、证的相兼

广义证的相兼，是指各种证的相兼存在。这里是狭义证的相兼，是指疾病在某一阶段，出现八纲中的两纲或两纲以上并存的证，但不包括表与里、寒与热、虚与实病位、病性相反两纲的并见。

八纲的相兼证可分为两组，一组是表证与寒热虚实相兼，形成表寒证、表热证、表虚证和表实证；一组是里证与寒热虚实相兼，形成里实寒证、里虚寒证、里实热证和里虚热证。

（一）表寒证

表寒证是指风寒之邪，客于肌表，卫阳失职而产生的证。表寒证有表寒实证和表寒虚证之分。

表实证与表虚证的鉴别

分类	病因	临床表现	
表寒实证（表实证）	感受寒邪为主	恶寒发热，头身疼痛，鼻塞，流清涕，苔薄白，脉浮	以恶寒为主，头身疼痛比较明显，不出汗，脉浮而紧
表寒虚证（表虚证）	感受风邪为主		恶寒发热较轻，头身疼痛不明显，汗出，脉浮缓

（二）表热证

表热证，是指感受风热邪气，客于肌表，正邪相争而产生的证。

【证候分析】

发热——风热邪气客于肌表，正邪相争

恶寒——邪气郁闭卫阳

咽喉肿痛——邪热搏结于咽喉

流浊涕——热邪侵袭肺，卫窍不利

舌尖红，苔薄黄，脉浮数——风热在表，尚未入里

（三）里实寒证

里实寒证，是指阴寒内盛而产生的证，习惯称为实寒证。

【病因病机】感受寒邪，或饮食生冷，致使阴寒内盛，阳气郁遏。

【证候分析】

形寒肢冷
面色苍白 } 阴寒内盛，阳气郁遏，形体失温

胸腹满痛拒按
肢体冷痛喜温 } 寒邪凝滞，气血不畅

舌苔白厚，沉迟或沉紧——阴寒内盛之表现

（四）里虚寒证

里虚寒证，就是阳虚证。阳虚是其本质，虚寒是其现象。本证将在病性辨证中详细论述。

（五）里实热证

里实热证，是指阳热亢盛所产生的证。习惯称为实热证。

【病因病机】因感受温热邪气，或寒邪入里化热，或五志化火等致使人体阳热炽盛，功能活动亢进，遂成本证。

【证候表现】发热，面赤，口渴，便干，尿黄，舌红苔黄，脉数有力。（由于病变部位的不同，其临床表现也不尽一致。本条所列举的症状是实热证的典型表现）

（六）里虚热证

里虚热证，就是阴虚证。阴虚是其本质，虚热是其现象。本证将在病性辨证中详细论述。

【类证鉴别】

里实热证与里虚热证的鉴别

分类	病程	发热	面赤	舌象	脉象
里实热证	短	高热，壮热	满面通红	舌红苔黄	数而有力
里虚热证	长	低热，潮热	两颧潮红	舌红苔少	数而细

二、证的错杂

证的错杂是指在疾病某一阶段，相互对立的两纲同时并见的证。也就是表证与里证并见，形成表里同病；寒证与热证并见，形成寒热错杂；虚证与实证并见，形成虚实夹杂。

（一）表里同病

表里同病是指表证与里证同时并存，也就是既有表证，又有里证。有以下3种情况。

$$\left\{\begin{array}{l}\text{表证未罢，又患里证}\\ \text{素患里证，又感外邪}\\ \text{表里同时受邪而发病}\end{array}\right.$$

（二）寒热错杂

寒热错杂是指患者同时既有寒证的表现，又有热证的症状，也就是寒证与热证并见，而且寒热都是疾病的本质。根据寒证与热证的部位不同，可分为：

分类	临床表现（举例）	病因病机（举例）
上热下寒证	咳喘，痰黄稠，咽肿痛；腹部隐痛喜温，大便稀	肺有热，脾胃有寒
上寒下热证	咳嗽气喘，吐痰清稀；小便频数，尿痛色黄	肺有寒，膀胱有热
表寒里热证	出现了恶寒发热，头身疼痛，脉浮紧，同时又具备口渴、烦躁等里热的症状	先有表寒，又入里化热，或先有里热，复感风寒之邪
表热里寒证	有发热、微恶风寒、头痛、咽喉肿痛等表热的症状，又见便稀、尿清、腹痛喜温喜按等里寒的症状	素有里寒证，又复感风热，或表热未解，误用下法，损伤中阳

（三）虚实夹杂

虚实错杂，又称虚实夹杂、虚实并见，是指同一患者同时存在正虚和邪实两方面病理变化的证，也就是虚证与实证并存。

【形成原因】

先有实证，邪气太盛，损伤正气，而致正气亦虚，又出现虚证

先有正气不足的虚证，无力祛除病邪，以致病邪积聚，或复感外邪，又同时出现实证

【类型】

分类	含义	临床表现（举例）	病因病机（举例）
实中夹虚	以邪实为主，兼见正虚的证	头晕目眩，头重如蒙，痰多，食少乏力，舌淡苔白腻，脉滑	以痰浊内盛为主，脾气不足为次
虚中夹实	以正气不足为主，兼见邪实的证	咳喘无力，胸闷气短，喉中痰鸣，食少腹胀，自汗懒言，舌质淡白，苔白厚腻，脉象沉缓	脾肺气虚为主，痰湿阻滞为次
虚实并重	正虚与邪实轻重相当，主次难分而产生的证	肢体水肿，按之凹陷，腹大如鼓，食少便溏，腰膝冷痛，舌淡胖，苔白滑，脉沉细	脾肾阳虚与水湿内盛并存，且两者轻重大体相当，不分主次

三、证的转化

证的转化是指在疾病的发展变化过程中，八纲中相互对立的证在一定条件下可以相互转化，而成对立的另一纲证。证的转化往往是一个量变到质变的过程，因而在证的转化之前，可以呈现出证的相兼或错杂现象。

八纲之间相互转化的关系，包括表里出入、寒热转化和虚实转化3个方面。

（一）表里出入

指病邪从表入里，或由里透表，致使表里证发生变化。一般而言，由表入里多提示病情转重，由里出表多预示病情减轻。

1. 表邪入里

表邪入里是指先出现表证，因表邪不解，内传入里，致使表证消失而出现里证。

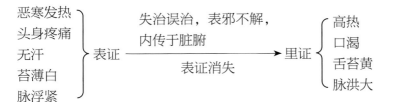

表邪入里示意图（举例）

2. 里邪出表

里邪出表是指某些里证因治疗及时、护理得当，机体抵抗力增强，驱邪外出，从而表现出病邪向外透达的症状或体征。是邪有出路的好趋势，一般对病情向愈有利。

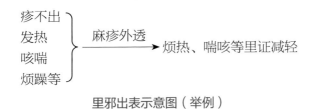

里邪出表示意图（举例）

（二）寒热转化

指寒证或热证在一定条件下相互转化，形成相反的证。寒证化热提示阳气旺盛，热证转寒示阳气衰惫。

1. 寒证化热

寒证化热是指原为寒证，后出现热证，而寒证随之消失。寒证化热常见于外感寒邪未及时发散，而机体阳气偏盛，阳热内郁到一定程度，则寒邪化热，形成热证；或是寒湿之邪郁遏，而机体阳气不衰，由寒而化热，形成热证；或因使用温燥之品太过，亦可使寒证转化为热证。

2. 热证转寒

热证转寒是指原为热证，后出现寒证，而热证随之消失。热证转寒常见于邪热毒气严重的情况下，或因失治、误治，以致邪气过盛，耗伤正气，正不胜邪，功能衰败，阳气耗散，故而转为虚寒证，甚至出现亡阳。

（三）虚实转化

虚实转化是指在疾病的发展过程中，由于正邪力量对比的变化，致使虚证与实证相互转化，形成相反的证。实证转虚为疾病的一般规律，虚证转实临床少见，实际上常常是因虚致实，形成本虚标实的错杂证。

1. 实证转虚

实证转虚是指原为实证，后出现虚证，而实证随之消失。

$$\text{实证（邪气实为主）} \xrightarrow[\text{病情日久}]{\text{失治误治}} \text{正气伤而不足以御邪} \longrightarrow \text{虚证（正气虚为主）}$$

实证转虚形成机制示意图

2. 因虚致实

实证转虚是指正气不足，脏腑功能衰退，组织失却濡润充养，或气机运化无力，以致气血阻滞，病理产物蓄积，邪实上升为矛盾的主要方面，而表现以实为主的证。所谓虚证转化为实证，并不是指正气来复，病邪转为亢盛，邪盛而正不虚的实证，而是在虚证基础上转化为以实证为主要矛盾的证，其本质是因虚致实，本虚标实。

$$\text{虚证} \xrightarrow[\text{气血水阻滞}]{\text{运化无力}} \text{病理产物蓄积} \xrightarrow{\text{邪实上升逐渐成为主要矛盾}} \text{以实为主的证（本虚标实）}$$

因虚致实形成机制示意图

第六章

病性辨证

　　病性辨证，是在中医学理论指导下，对四诊所得的临床资料进行综合分析，从而确定病性的辨证方法。病性，是指疾病当前病理变化的本质属性。在辨证过程中所判定的病性，反映了导致疾病发生的本质性原因，即"审症求因"。这里的"因"既包括导致疾病发生的原始病因，如外感六淫、疠气、七情内伤、饮食失宜、劳逸失度及外伤等，也包括气、血、精、津、阴、阳等正气的虚损及气血、脏腑等功能失常所导致的各种病理产物的阻滞。

学习脉络图

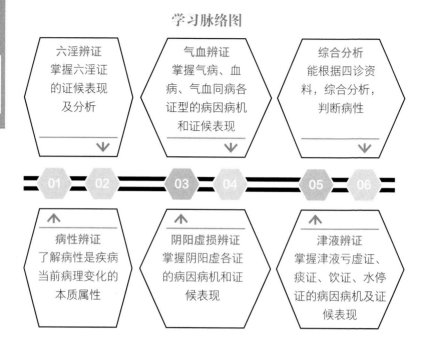

六淫辨证
掌握六淫证的证候表现及分析

气血辨证
掌握气病、血病、气血同病各证型的病因病机和证候表现

综合分析
能根据四诊资料，综合分析，判断病性

01　02　03　04　05　06

病性辨证
了解病性是疾病当前病理变化的本质属性

阴阳虚损辨证
掌握阴阳虚各证的病因病机和证候表现

津液辨证
掌握津液亏虚证、痰证、饮证、水停证的病因病机及证候表现

思维结构图

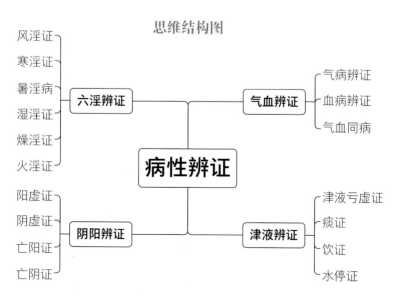

风淫证
寒淫证
暑淫病
湿淫证
燥淫证
火淫证

六淫辨证

气血辨证
气病辨证
血病辨证
气血同病

病性辨证

阳虚证
阴虚证
亡阳证
亡阴证

阴阳辨证

津液辨证
津液亏虚证
痰证
饮证
水停证

第一节 六淫辨证

六淫是风、寒、暑、湿、燥、火六种病邪的统称。六淫辨证，是根据六淫的致病特点，对四诊所收集的各种病情资料进行分析、归纳，辨别疾病当前病理本质是否存在着六淫病证的辨证方法。

六淫发病特点：

① 多与季节和居处环境有关。如冬多寒病、夏多暑病，久居湿地易患湿病。

② 六淫可单独为病，亦可数淫同病，如风、寒、湿三气杂至，合而为病。六淫尚可相互转化，如风寒化热、湿邪郁久化热、化燥等。

一、风淫证

风淫证是指风邪侵袭人体肤表、经络，导致卫外功能失常，表现出符合"风"性特征的证。风为阳邪，其性开泄，易袭阳位，善行而数变，常兼夹其他邪气为患。故风淫证具有发病迅速、变化快、游走不定的特点。风淫证根据其病位不同，而有不同的证候。

【病因】外感风邪。

【证候分析】

恶风，发热、汗出——风邪袭表，伤人卫气，卫气不固，腠理疏松

咳嗽、咽喉痒痛、鼻塞、流清涕或打喷嚏——风邪袭肺，肺气失宣，鼻窍不利

突起风团、皮肤瘙痒、瘾疹——风邪侵袭肤表、肌腠、营卫不和

肌肤麻木、口眼㖞斜 ⎱ 风邪或风毒侵袭经络，经气阻
肌肉僵直、痉挛、抽搐 ⎰ 滞不通

肢体关节游走疼痛——风与寒湿相兼，侵袭筋骨关节，阻痹经络

面睑肢体浮肿——风邪侵犯肺卫，宣降失常，通调水道失职

苔薄白，脉浮——风邪犯卫之征

【辨证要点】恶风、微热、汗出、脉浮缓；或突起风团、瘙痒、麻木，肢体关节游走疼痛，面睑浮肿与外风症状共见。

二、寒淫证

寒淫证是指寒邪侵袭机体，阳气被遏，以恶寒、无汗、局部冷痛、脉紧等为主要表现。寒为阴邪，具有凝滞、收引、易伤阳气的特性。寒淫证常分为伤寒证和中寒证。

【病因】多因淋雨、下水、衣单、露宿、在冰雪严寒处停留、食生、饮冷等所致。

【证候分析】

伤寒证 ⎰ 恶寒、无汗、鼻塞、流清涕——寒邪束表，腠理闭塞，肺卫失宣
头身疼痛——寒凝经脉，经气不利
苔薄白，脉浮紧——外感寒邪之象

中寒证 ┤ 肢冷、局部拘急冷痛、无汗、面色苍白
舌苔白，脉弦紧或沉迟有力 ┝ 寒邪侵袭机体，阳气被遏

咳嗽、气喘、咳稀白痰——寒邪客肺，肺失宣降

脘腹疼痛、肠鸣腹泻、呕吐——寒滞胃肠，使胃肠气机不利，和降、传导失常

【辨证要点】新病突起，病势较剧，有感寒原因可查，与寒冷症状共见。

三、暑淫证

暑淫证是指感受暑热之邪，耗气伤津，以发热、汗出、口渴、疲乏等为主要表现。暑淫证有伤暑证和中暑证之别。暑邪致病有严格的季节性。暑为阳邪，具有炎热升散、耗气伤津、易夹湿邪等致病特点。

【病因】感受暑热之邪。

【证候分析】

伤寒证 ┤ 发热恶热，心烦汗出→暑性炎热，蒸腾津液
口渴喜饮，气短神疲，小便短黄→暑邪耗气伤津
肢体困倦，苔白或黄→暑夹湿邪，阻碍气机
胸闷脘痞，腹痛，呕恶→湿邪较甚，阻遏中焦，脾胃运化、和降失司，气机升降失调
无汗→邪气闭阻，玄府不通

中暑证 ┤ 苔黄腻，脉濡数→暑湿之征
发热，甚至卒然昏倒、昏迷、抽搐→夏令烈日之下劳动过久，暑热内灼神明，引动肝风
汗出不止，气急，舌绛干燥，脉细数→暑热炽盛，营阴受灼

【辨证要点】夏季感受暑热之邪的病史，发热、汗出、口渴、疲乏、尿黄与暑热症状共见。

四、湿淫证

湿淫证是指感受外界湿邪，阻遏人体气机与清阳，以头身困重、肢体倦怠、关节酸痛重着等为主要表现。湿为阴邪，具有阻遏气机、损伤阳气、黏滞缠绵、重浊趋下等致病特点。湿邪还可与风、暑、水、痰、毒等邪气合并为病，形成不同的病性相兼证。

【病因】外湿侵袭，如淋雨下水、居处潮湿、冒受雾露等。

【证候分析】

头身困重，肢体倦怠，肢体、肌肉酸痛→湿遏经络，阻滞经气，气机不畅

恶寒发热→湿邪阻遏肌表，卫气失和

局部渗漏湿液，或皮肤湿疹、瘙痒→湿邪浸淫肌肤

面色晦垢，困倦嗜睡→湿邪阻滞气机，困遏清阳

脘腹痞胀或痛，纳呆恶心，大便稀溏→湿困脾胃，气机不畅，运化失调

带下量多，小便浑浊→湿性趋下、重浊，湿侵阴位

舌苔滑腻，脉濡、缓或细→感受湿邪

【辨证要点】起病较缓而缠绵，以身体困重、酸楚、痞闷、腻浊与外湿症状共见。

五、燥淫证

燥淫证是指外感燥邪，耗伤津液，以口鼻、咽喉、皮肤干燥等为主要表现。燥淫证的发生有明显的季节性或地域性。燥邪具有干燥、伤津耗液、易伤肺脏等致病特点。燥淫证有温燥

和凉燥之分。

【病因】感受燥邪。

【证候分析】

温燥 $\begin{cases} 干燥之象→燥邪伤津 \\ 发热微恶风寒，有汗，咽喉疼痛 \\ 舌边尖红，脉浮数 \end{cases}$ $\Big\}$ 初秋，气候尚热，余暑未消，燥热侵犯肺卫

凉燥 $\begin{cases} 干燥之象→燥邪伤津 \\ 恶寒发热，无汗，头痛，舌白而干，脉浮紧→深秋气候 \\ 既凉，寒燥袭于肺卫 \end{cases}$

【辨证要点】 秋季或处于气候干燥的环境，具有干燥不润与津伤症状共见。

六、火淫证

火淫证是指外感温热火邪，阳热内盛，以发热、口渴、面红、便秘、尿黄、舌红苔黄、脉数等为主要表现。火、热、温邪同属一类性质，仅有轻重之别。温为热之渐，火为热之极，故常有火热、温热并称。火、热、温邪为阳邪，其性燔灼急迫，伤津耗气，具有炎上、生风、动血、易致疮疡的特点。

【病因】外感温热火邪；或因其他外邪郁积化热化火而成。

【证候分析】

$\begin{cases} 发热微恶寒→热邪犯表，卫气失和 \\ 头痛，咽喉疼痛，鼻塞流浊涕→火热上扰 \\ 舌边尖红，脉浮数→热邪客表之征 \\ 壮热喜冷→火热炽盛，充斥于外 \\ 面红目赤→火热上炎 \\ 烦躁 \\ 神昏谵语 \end{cases}$ 烦躁、神昏谵语 $\Big\}$ 热扰心神

汗多→邪热逼津外泄
口渴饮冷，大便秘结，小便短少黄赤→热盛伤津
吐血，衄血→热盛动血，血液妄行
痈肿疮疡→火热郁结不解，局部气血壅滞，肉腐血败
舌红绛，苔黄而干或灰黑干燥，脉洪滑数→火热炽盛之象

【辨证要点】新病突起，病势较剧，以发热、口渴、便秘、尿黄、出血、舌红苔黄、脉数与实热症状共见。

第二节　阴阳虚损辨证

阴阳虚损辨证，是根据阴阳的生理与病理特点，对四诊所收集的各种病情资料，进行分析、归纳，辨别疾病当前病理本质是否存在着阴阳虚损病证的辨证方法。辨证内容包括阳虚证、阴虚证、亡阳证、亡阴证等。

一、阳虚证

阳虚证是指阳气亏损，其温养、推动等功能减退，以畏寒肢冷为主要表现。

【病因】①久病伤阳；②气虚发展；③久居寒凉；④过服苦寒；⑤年老。

【病机】阳气亏损，温养、推动等功能减退。

【证候分析】

畏寒肢冷→阳气亏虚，机体失温
尿清长或尿少浮肿，便溏，舌淡胖→阳虚气化无权
口淡不渴或喜热饮→阳气亏虚，水湿不化，津不上承
自汗→阳虚失于固摄

$$\begin{cases} \text{面色㿠白，舌苔白滑} \rightarrow \text{阳气亏虚，推动无力，水液内停} \\ \text{脉沉迟无力} \rightarrow \text{阳气亏虚，推动乏力} \end{cases}$$

【辨证要点】畏寒肢冷、小便清长、面色㿠白与气虚症状共见。

二、阴虚证

阴虚证是指人体阴液亏少，其滋润、濡养等功能减退，且无以制阳，阳气偏亢，以口咽干燥、五心烦热、潮热盗汗等为主要表现的虚热证。

【病因】①久病；②热病后期；③房劳过度；④过服温燥；⑤情志化火伤阴。

【病机】阴液亏少，滋润、濡养等功能减退。

【证候分析】

$$\begin{cases} \text{形体消瘦，口燥咽干，舌质少津，尿少便秘} \rightarrow \text{阴液亏少，机体失于滋润濡养} \\ \text{两颧潮红，五心烦热，潮热盗汗，舌红苔少，脉细数} \rightarrow \text{阴不制阳，虚热内生} \end{cases}$$

【辨证要点】口燥咽干，五心烦热，潮热盗汗，两颧潮红，舌红少苔，脉细数。

【类证鉴别】

阳虚证与阴虚证鉴别

证型	寒热	面色	口渴与否	大小便	舌象	脉象
阳虚证	畏寒肢凉	面色㿠白	口淡不渴或喜热饮	小便清长或尿少，大便稀薄	舌淡胖，苔白滑	脉沉迟无力
阴虚证	五心烦热，潮热	两颧潮红	口燥咽干	小便短黄，大便干结	舌红少津（少苔）	脉细数

三、亡阳证

亡阳证是指人体阳气极度衰微而欲脱，以冷汗、肢厥、面白、脉微等为主要表现的危重证。

【病因病机】①阳虚进一步发展；②因阴寒之邪过盛而致阳气暴伤；③因大汗、亡血、失精等致阴血消亡而阳随阴脱；④因外伤、剧毒、痰瘀阻窍而使阳气暴脱。

【证候分析】

冷汗淋漓→阳气暴脱，卫表失固

手足厥冷
面色苍白
神情淡漠
呼吸气弱　　}　阳气极度衰微，失却温煦、推动之能
舌质淡润
脉微欲绝

【辨证要点】 四肢厥冷、面色苍白、冷汗淋漓、气息微弱、脉微欲绝与亡阳症状共见。

四、亡阴证

亡阴证是指人体阴液严重耗损而欲竭，以汗出如油、身热烦渴、面赤唇焦、脉数疾为主要表现的危重证。

【病因病机】①病久而阴液亏虚发展而成；②因高热大汗、吐泻过度、失血过多、严重烧伤等致阴液暴失而成。

【证候分析】

汗出如油，身热肢温→阴液亏虚欲绝，阴竭阳浮，迫津外泄

口渴，皮肤皱瘪，目眶凹陷，小便极少→阴亏而致体液损失过多

$$\left\{\begin{array}{l}\text{虚烦躁扰→阴竭阳气浮亢，上扰心神}\\\text{面赤颧红→阳气浮亢于上}\\\text{唇舌干焦→阴虚液竭}\\\text{脉细数疾→阴伤重症之候}\end{array}\right.$$

【辨证要点】汗出如油，身热口渴，唇焦面赤，脉数疾与阴虚症状共见。

【类证鉴别】

亡阳证与亡阴证鉴别

证型	汗液	寒热	四肢	面色	渴饮	唇舌	脉象
亡阳证	冷汗淋漓，汗质稀淡	肌肤不温	厥冷	苍白	不渴或欲热饮	舌质淡润	脉微欲绝
亡阴证	汗热而黏，如珠如油	身热	温和	面赤颧红	口渴饮冷	唇舌干焦	细数疾无力

第三节　气血辨证

　　气血辨证是根据气血的生理功能、病理特点，对四诊所收集的各种病情资料，进行分析、归纳，辨别疾病当前病理本质是否存在着气血病证的辨证方法。

　　气血是人体最基本的物质，气血营养全身，维持了正常的生命活动。气血充足并且运行正常，可以保持人的生理状态；反之，气血不足或者是运行发生了障碍，人体就会发生疾病。气血辨证主要内容包括气病辨证、血病辨证、气血同病辨证。

一、气病辨证

　　人体脏腑气机宜和畅通达，升降出入有序。因此，当气失调和，百病乃变化而生。故气病范围较为广泛，气病以气的功能减退、气机失调为基本病机，其常见证型有气虚证、气陷证、气不固证、气脱证、气滞证、气逆证、气闭证等。

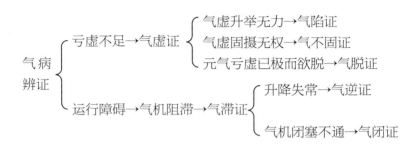

（一）气虚证

　　气虚证指机体元气不足，脏腑组织功能减退，以神疲乏力、少气懒言、脉虚等为主要表现。

　　【病因】①先天不足；②后天失养；③久病、重病、劳累过度、年老体弱。

　　【病机】元气不足，脏腑组织功能减退。

　　【证候分析】

　　神疲乏力，少气懒言，气短→元气不足，脏腑功能减退
　　自汗→气虚卫外不固，肌表不密，腠理疏松
　　头目晕，舌淡→气虚推动无力，清阳不升，头目失养
　　活动劳累后诸症加重→劳则气耗
　　脉虚→气虚无力鼓动血脉

　　【辨证要点】神疲乏力，少气懒言，脉虚，动则诸症加剧。

（二）气陷证

气陷证是指气虚无力升举而下陷，以自觉气坠，或内脏下垂为主要表现。

【病因】气虚进一步发展。

【病机】气虚升举无力。

【证候分析】

主症：

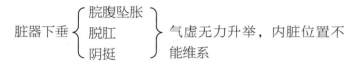

脏器下垂 $\left\{\begin{array}{l}\text{脘腹坠胀}\\\text{脱肛}\\\text{阴挺}\end{array}\right\}$ 气虚无力升举，内脏位置不能维系

兼症：气虚证表现

【辨证要点】气坠、脏器下垂与气虚症状共见。

（三）气不固证

气不固证是指气虚固摄失职，以自汗，或二便、经血、津液、精液、胎元等不固为主要表现。

【病因】气虚进一步发展。

【病机】气虚不能固摄津液、血液、小便、大便、精液、胎元等。

【证候分析】

主症 $\left\{\begin{array}{l}\text{汗液不固：自汗} \\ \text{唾液不固：流涎} \end{array}\right\}$气不摄津

汗液不固：自汗
唾液不固：流涎
血液不固：崩漏及各种慢性出血→气虚不能固摄血液
二便不固：尿频、遗尿、尿失禁、滑泄、大便失禁→气虚不能固摄二便
精关不固：遗精、滑精、早泄→气不摄精
胎元不固：滑胎、小产→气虚胎元不固

兼症：气虚证表现

【辨证要点】自汗，或出血，或二便失禁，或津液、精液、胎元等不固与气虚症状共见。

（四）气脱证

气脱证指元气亏虚已极而欲脱，以气息微弱、汗出不止、脉微为主要表现的危重证。

【病因】①气虚、气不固发展；②气随津、血脱；③饥饿或疲劳至极。

【病机】元气亏虚已极而欲脱。

【证候分析】

$$
\left\{
\begin{array}{l}
\text{呼吸微弱而不规则，汗出不止→肺气外脱} \\
\text{神识朦胧，面色苍白，口唇青紫→心气外脱之征} \\
\text{二便失禁→肾气欲脱之征} \\
\text{口开目合，手撒身软→脾气外泄之征} \\
\text{舌质淡白，舌苔白润，脉微→元气亏虚的表现}
\end{array}
\right.
$$

【辨证要点】气息微弱、汗出不止、脉微与气虚症状共见。

（五）气滞证

气滞证是指人体某一部分，或某一脏腑、经络的气机阻滞，运行不畅，以胀闷疼痛为主要表现。

【病因】①情志不舒；②邪气阻滞；③阳气虚弱。

【病机】气机阻滞，运行不畅。

【证候分析】

$$
\left\{
\begin{array}{l}
\text{胀闷，疼痛→气机运行不畅，不通则痛} \\
\text{症状时轻时重，部位不固定→气滞聚散无常} \\
\left.
\begin{array}{l}
\text{胀痛常在嗳气、肠鸣、矢气、太息后减轻} \\
\text{或随情绪变化而加重或减轻}
\end{array}
\right\} \quad
\begin{array}{l}
\text{气机以顺为贵，} \\
\text{气机得畅，则症}
\end{array} \\
\text{脉弦→气机不利，脉气不舒之象} \quad\quad\quad \text{状减轻}
\end{array}
\right.
$$

【辨证要点】胀闷疼痛、脉弦等。

（六）气逆证

气逆证指气机失调，逆而向上，以咳喘、呕吐、呃逆、头痛、眩晕等为主要表现。

【病因】①感受外邪或痰浊犯肺；②饮食失节或外邪犯胃；③情志过极。

【病机】气机升降失常，逆而向上。

【证候分析】

$$\left\{\begin{array}{l}\text{咳嗽，喘促→肺气失于肃降而上逆}\\\text{呃逆，嗳气，恶心，呕吐诸症→胃气失于和降而上逆}\\\text{头痛，头晕，昏厥→肝气升发太过而上逆，气血上冲，阻闭}\\\text{清窍}\end{array}\right.$$

【辨证要点】咳喘、呕吐呃逆、头痛眩晕等，或与气滞症状共见。

（七）气闭证

气闭证是指邪气阻闭神机或脏器、官窍，以致气机逆乱，闭塞不通，以突发昏厥、绞痛等为主要表现。

【病因】①强烈的精神刺激；②邪气阻塞脉络、管腔；③溺水、电击等意外。

【病机】气机逆乱，闭塞不通。

【证候分析】

$$\left\{\begin{array}{l}\text{突发神昏，晕厥→极度精神刺激，神机闭塞，神失所主}\\\text{内脏出现绞痛→有形实邪（痰浊、瘀血、砂石、蛔虫）闭阻}\\\text{气机}\\\text{大小便闭塞→气机闭阻不通}\\\text{息粗，声高→邪气阻闭，肺气不通}\\\text{脉沉弦有力→实邪内阻}\end{array}\right.$$

【辨证要点】突发昏厥，或脏器绞痛，或二便闭塞。

二、血病辨证

血病的主要病理变化为血液不足，或血行障碍，其常见证型有血虚证、血脱证、血瘀证、血寒证与血热证。

（一）血虚证

血虚证是指血液亏虚，不能濡养脏腑、经络、组织，以面、睑、唇、舌色淡白，脉细为主要表现。

【病因】①消耗过多；②生成不足。

【病机】血液亏虚，濡养失职。

【证候分析】

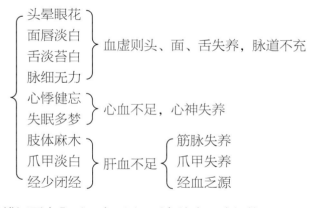

头晕眼花
面唇淡白
舌淡苔白
脉细无力 ⎬ 血虚则头、面、舌失养，脉道不充

心悸健忘
失眠多梦 ⎬ 心血不足，心神失养

肢体麻木
爪甲淡白
经少闭经 ⎬ 肝血不足 ⎨ 筋脉失养 / 爪甲失养 / 经血乏源

【辨证要点】面、睑、唇、舌色淡白、脉细等。

（二）血脱证

血脱证是指突然大量出血或长期反复出血，致使血液亡脱，以面色苍白、心悸、脉微或芤为主要表现。

【病因】①大量的出血；②严重的血虚发展。

【病机】血液亡脱。

【证候分析】

面色苍白，舌淡或枯白→血液亡脱，脉络空虚，不能荣润舌、面。

心悸、头晕、眼花等症，脉微或芤→血液亡失，心脏、清窍失养

【辨证要点】血液严重耗伤的病史，面色苍白、心悸、脉微或芤。

（三）血瘀证

血瘀证指瘀血内阻，以疼痛、肿块、出血、面舌青紫等为主要表现。

【病因】气滞、气虚、寒凝、血热、血虚、外伤、实邪阻滞。

【病机】瘀血内阻，血行不畅。

【证候分析】

疼痛 { 刺痛、固定痛，拒按→气血运行受阻，不通则痛
夜间加重→夜间阳气内藏，阴气用事，血行较缓，瘀阻更甚

肿块：体表者，常呈青紫色
体内者，坚硬不移 } 血液瘀积不散，凝结成块

出血：出血反复不止，色紫暗，有血块→瘀血内阻，血不循经

青紫色：唇、舌、爪甲、皮肤→血行瘀滞

脉：涩或结、代→瘀血之征

【辨证要点】疼痛，肿块，出血与肤色、舌色青紫。

（四）血热证

血热证指火热炽盛，热迫血分，以出血与实热症状为主要表现。

【病因】①外感热邪；②情志过极；③过食辛辣燥热。

【病机】火热炽盛，热迫血分。

【证候分析】

出血：各种出血
血色鲜红，质地黏稠 $\Big\}$ 火热炽盛，灼伤血脉，迫血妄行

实热证：发热、面赤、口渴、便干、尿黄、舌红、苔黄、脉数。

【辨证要点】出血与实热症状共见。

（五）血寒证

血寒证指寒邪客于血脉，凝滞气机，血行不畅，以拘急冷痛、形寒、肤色紫暗为主要表现的实寒证。

【病因】①外感寒邪；②阴寒内盛。

【病机】寒性凝滞，血行不畅。

【证候分析】

血瘀：疼痛、肿块、出血、青紫色等→寒凝血脉，脉道收引，血行不畅

实寒证：$\left\{\begin{array}{l}\text{畏寒肢冷，得温则减→寒邪遏制阳气，阳气不达肌}\\\text{肤与四肢，失于温煦}\\\text{舌淡紫，苔白润或滑，脉沉迟弦涩→阴寒内盛，血}\\\text{行不畅之征}\end{array}\right.$

【辨证要点】拘急冷痛、形寒、肤色紫暗、妇女痛经或月经延期与实寒症状共见。

三、气血同病辨证

气为血之帅，血为气之母。气与血在生理上彼此协调，病理上相互影响，气病可影响及血，血病也可波及气。气血同病就是既有气病，又有血病，包括气血两虚证、气虚血瘀证、气不摄血证、气随血脱证、气滞血瘀证。

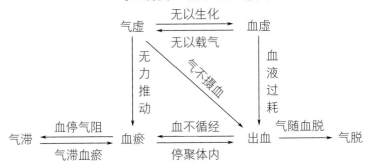

气血病变互相影响示意图

（一）气血两虚证

气血两虚证是指气血不能互相化生，以气虚和血虚症状相兼为主要表现。

【证候表现】气虚证＋血虚证

【辨证要点】气虚证与血虚证的症状共见。

（二）气虚血瘀证

气虚血瘀证是指由于气虚运血无力，而致血行瘀滞，以气虚和血瘀症状相兼为主要表现。

【证候表现】气虚证＋血瘀证

【辨证要点】气虚证与血瘀证的症状共见。

（三）气不摄血证

气不摄血证是指气虚不能统摄血液而致出血，以气虚及出血症状为主要表现。

【证候表现】气虚证＋出血

【辨证要点】出血与气虚证的症状共见。

（四）气随血脱证

气随血脱证是指大量失血时引发气随之暴脱，以大出血及气脱症状为主要表现。

【证候表现】大失血＋气脱表现

【辨证要点】大量失血，随即出现气少息微、大汗淋漓、脉微等与气脱症状共见。

（五）气滞血瘀证

气滞血瘀证是指由于气滞导致血行瘀阻，或血瘀导致气行阻滞，出现以气滞和血瘀症状相兼为主要表现。

【证候表现】气滞证＋血瘀证

【辨证要点】气滞证与血瘀证的症状共见。

第四节　津液辨证

津液辨证是根据津液的生理和病理特点，对四诊资料进行综合分析，以辨别病证的方法。津液病主要以津液亏虚和津液输布与运行障碍为主，常见证型有津液亏虚证、痰证、饮证、水停证等。

一、津液亏虚

津液亏虚证指津液亏少，形体、脏腑、官窍失去其濡润滋养，以口渴欲饮、尿少便干、官窍及皮肤干燥等为主要表现。津液亏虚是由于津液不足导致的，属于虚证。

【病因病机】①高热、大汗、大吐、大泻、烧伤等，使津液耗损过多；②外界气候干燥，或机体阳气偏亢，暗耗津液；③饮水过少，或脏气虚衰，津液生化不足。

【证候分析】

干燥（口、鼻、唇、舌、咽、皮肤）
眼球深陷
口渴欲饮
} 津液亏少，脏腑、组织、官窍失于充养、濡润

小便短黄→津液耗伤，尿液化生乏源
便干难解→肠道阴津亏虚，失于濡润
舌红干，脉细数→阴津亏少，阳气偏旺

【辨证要点】以口渴、尿少、便干，口、鼻、唇、舌、皮肤干燥等为辨证要点。

二、痰证

痰证是指痰浊停聚或流窜于脏腑、组织之间，临床以痰多、胸闷、呕恶、眩晕、体胖、包块等为主要表现。痰证的形成主要和脾、肺有关。

【证候分析】

痰在肺 { 咳嗽气喘、咳痰→痰浊阻肺，宣降失常，肺气上逆
胸闷→痰浊阻肺，肺气不利

痰在胃：脘痞、纳呆、泛恶、呕吐痰涎→痰浊中阻，胃失和降
痰在心：神昏或癫、狂、痴、痫→痰蒙心神
痰在经络：半身不遂，肢体麻木→痰停经络，气血不畅
痰在肌肤：形体肥胖→痰湿泛于肌肤
痰在颈项：瘰疬、瘿瘤
痰在乳房：乳癖
痰在四肢：痰核
} 痰结皮下肌肉，凝聚成块

痰在喉：梅核气→痰阻咽喉
苔白腻，脉滑→痰浊内阻之象

【辨证要点】 咳吐痰多、胸闷、呕恶、眩晕、体胖、局部圆韧包块、苔腻、脉滑等。

三、饮证

饮证是指饮邪停聚于腔隙或胃肠，以胸闷脘痞、呕吐清水、咳吐清稀痰涎、肋间饱满等为主要表现。

【证候分析】

悬饮→饮停于胸胁→胁痛，咳唾痛甚，不可转侧→阻碍气机

支饮→饮停于心肺→胸闷心悸，息促不能平卧→阻遏心阳

痰饮→饮停于胃肠→脘腹痞胀，水声辘辘，泛吐清水→阻滞气机，胃失和降

溢饮→饮停于四肢→肢体浮肿，沉重酸痛→溢于四肢

舌苔白滑，脉弦或滑→饮停之象

【辨证要点】 胸闷脘痞、呕吐清水、咳吐清稀痰涎、肋间饱满、苔滑、脉弦等。

四、水停证

水停证是指体内水液停聚，以肢体浮肿、小便不利或腹大胀满、舌质淡胖等为主要表现。本证临床又有阳水、阴水之分。

【病因病机】①风邪外袭，使肺气宣降失司；②湿邪内侵，阻碍脾的运化功能；③房劳伤肾，或病久正虚，致脾肾阳气亏虚，无力气化水液；④瘀血内阻，经脉不利，影响水液运行，而成血瘀水停。

【证候分析】

以水肿为主症→水为有形之邪，水液输布失常而泛溢肌肤

　　阳水多发病急，来势猛，眼睑头面先肿，上半身肿甚

　　阴水多发病缓，来势徐，水肿先起于足部，腰以下肿甚

$$\left\{\begin{array}{l}腹水\to水液停聚腹腔\\小便不利\to膀胱气化失司\\周身困重\to水湿困脾，湿渍肢体\\舌胖、苔白、脉濡或缓\to水湿内停之征\end{array}\right.$$

【辨证要点】肢体浮肿、小便不利、腹胀如鼓、周身困重、舌胖苔滑等。

第七章

病位辨证

病位辨证，是根据各个病位的临床表现特征，对四诊所收集的临床资料进行综合分析、归纳，辨别当前病证部位的辨证方法。病位辨证的内容包括脏腑辨证、六经辨证、卫气营血辨证和三焦辨证。

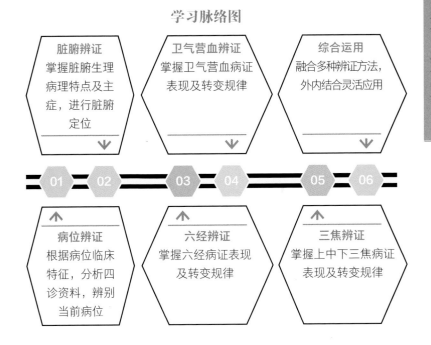

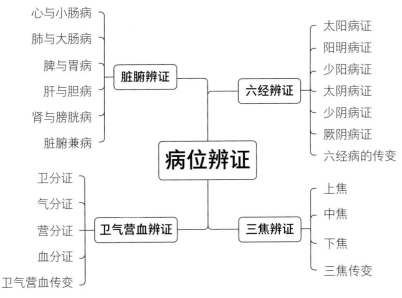

第一节　脏腑辨证

　　脏腑辨证，是根据脏腑的生理功能及病理特点，对四诊所收集的各种病情资料，进行分析、归纳，辨别疾病所在的脏腑部位以及病性的一种辨证方法。人体是一个整体，其整体的核心就是五脏。人体的六腑、五体、五官等，都分别属于五脏。所以，人体在生理上是以脏腑为中心，一旦脏腑发生了病变，可以影响到五官、五体等，会发生整体病变。所以在辨证论治方面，脏腑病的辨证至关重要。

　　脏腑辨证的过程：首先通过对四诊收集的资料，进行全面综合的分析，然后根据脏腑的生理、病理综合的分析，判断疾病的病位在哪脏哪腑，病性是什么，从而作出脏腑证的诊断。脏腑辨证既确定疾病的脏腑部位，又结合脏腑疾病的性质，从而为治疗用药提供可靠的依据。

脏腑的生理、病理　　　　　　　　　病位
　　　　　　　　　　} 分析、综合 → {
四诊资料　　　　　　　　　　　　　病性

一、心与小肠病辨证

　　心居胸中，主血脉，又主神志，为五脏六腑之大主，其华在面，开窍于舌，在体为脉，其经脉循肩臂内侧后缘，下络小肠，与小肠相表里。小肠具有受盛化物和泌别清浊的功能。

　　心的病变，一方面是心主血脉发生了异常，另一方面是心主神志发生了异常。心病的主要症状有心悸、胸闷、心痛、心烦、失眠、多梦、健忘、神志异常、脉结代或促等。此外，某些舌体病变，如舌痛、舌疮等症，亦责之于心。小肠病变以小肠分清泌浊功能失常为主，主要症状为小便赤涩灼痛、尿血等。

心与小肠的生理病理特点及主要症状

$$
心
\begin{cases}
主血脉→心不主 \\ 血脉
\begin{cases}
血不养心→心悸，怔忡 \\
气血运行不畅→胸闷胸痛
\end{cases} \\[2ex]
主神志→心不主 \\ 神志
\begin{cases}
血虚则心神失养→失眠、多梦、健忘 \\
热扰心神
\begin{cases}
轻→心烦 \\
重→神昏、神志错乱
\end{cases}
\end{cases} \\[2ex]
心开窍于舌→心火上炎于舌→舌上生疮 \\
心合小肠→心热移于小肠→小便短赤、尿急、尿痛
\end{cases}
$$

（一）心血虚证

心血虚证指心血亏虚，心失濡养，以心悸、失眠、多梦及血虚症状为主要表现。

【病因】①劳神伤血；②失血过多；③久病伤血；④脾肾亏虚。

【病机】心血亏虚，心失濡养。

【证候分析】

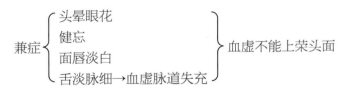

$$
主症
\begin{cases}
心悸→心血不足，心失所养，心动失常 \\
失眠，多梦→血不养心，心神不安
\end{cases}
$$

$$
兼症
\begin{cases}
头晕眼花 \\
健忘 \\
面唇淡白 \\
舌淡脉细→血虚脉道失充
\end{cases}
血虚不能上荣头面
$$

【辨证要点】心悸、失眠、多梦及血虚症状。

（二）心阴虚证

心阴虚证指阴液亏虚，心失滋养，虚热内扰，以心悸、心烦、失眠及阴虚症状为主要表现。

【病因】①思虑劳神太过；②热邪伤阴；③肝肾阴虚。

【病机】阴液亏虚，心失滋养，虚热内扰。

【证候分析】

主症 $\begin{cases} 心悸→心阴不足，心失所养，心动失常 \\ 心烦，失眠，多梦→虚热内扰，心神不宁 \end{cases}$

兼症：阴虚证表现

【辨证要点】心悸、心烦、失眠及虚热症状。

（三）心气虚证

心气虚证指心气不足，鼓动无力，以心悸、怔忡及气虚症状为主要表现。

【病因】①素体虚弱；②久病失养；③劳倦过度；④先天不足；⑤年高气衰。

【病机】心气不足，鼓动无力。

【证候分析】

主症 $\begin{cases} 心悸→心气不足，鼓动无力，心动失常 \\ 胸闷→心气不足，推动无力，气血不畅 \end{cases}$

兼症：气虚证表现

【辨证要点】心悸怔忡与气虚症状共见。

（四）心阳虚证

心阳虚证是由于心阳虚衰，温运失司，虚寒内生，以心悸怔忡或心胸疼痛及阳虚症状为主要表现。

【病因】①心气虚进一步发展；②他脏病证波及心阳。

【病机】心阳虚衰，鼓动无力，虚寒内生。

【证候分析】

主症 $\begin{cases} 心悸怔忡→心阳不足，推动、温煦无力，心动失常 \\ 胸闷心痛→心阳不足，胸阳不展，心脉不畅 \end{cases}$

兼症 $\begin{cases} 阳虚证表现 \\ 或兼有血瘀表现（面唇青紫，舌紫暗，脉结或代） \end{cases}$

【辨证要点】心悸怔忡，心胸疼痛与阳虚症状共见。

（五）心阳虚脱证

心阳虚脱证指心阳衰极，阳气欲脱，以心悸胸痛、冷汗肢厥、脉微欲绝为主要表现。

【病因】①心阳虚证发展；②寒邪暴伤；③痰瘀阻塞心脉；④阳随阴脱。

【病机】心阳衰极，阳气欲脱。

【证候分析】

主症：心胸剧痛，心悸→心阳衰极，气血不畅

兼症：亡阳证表现→心阳衰极，阳气暴脱

【辨证要点】心悸胸痛、神志模糊或昏迷与亡阳症状共见。

【类证鉴别】

心气虚、心阳虚、心阳虚脱证的鉴别

证型	证候表现	
	共同症状	不同症状
心气虚证	心悸、胸闷、气短，活动后诸症加重，自汗	兼气虚症状：面色淡白或㿠白，舌淡苔白，脉虚
心阳虚证		兼虚寒症状：畏寒肢冷，心痛，面色㿠白或晦暗，舌淡胖苔白滑，脉微细
心阳虚脱证		兼亡阳症状：突然冷汗淋漓，四肢厥冷，呼吸微弱，面色苍白，口唇青紫，神志模糊或昏迷(舌质淡紫青滑，脉微细欲绝)

（六）心火亢盛证

心火亢盛证指心火内炽，扰神迫血，火热上炎或下移，以心烦失眠、舌赤生疮、吐血衄血、尿赤及火热症状为主要表现。

【病因】①情志化火；②火热之邪内侵；③过食辛辣、温补。

【病机】心火内炽，扰神迫血，火热上炎或下移。

【证候分析】

主症 { 心烦失眠→心火炽盛，热扰心神
      口舌生疮→心火上炎于口舌

兼症 { 实热证表现
      小便短赤、灼热涩痛→心火下移小肠
      吐血，衄血→火热迫血妄行
      狂躁谵语，神志不清→火热闭窍扰神

【辨证要点】心烦失眠、舌赤生疮、吐衄、尿赤与实热症状共见。

（七）心脉痹阻证

心脉痹阻证指由于瘀血、痰浊、阴寒、气滞等因素阻痹心脉，以心悸怔忡、心胸憋闷疼痛为主要表现。

【病因】心阳不振→运血无力→有形之邪。

【病机】瘀血、痰浊、阴寒、气滞等因素阻痹心脉。

【证候分析】

心失温养，心动失常→心悸怔忡

↑

心阳不振

↓

实邪 { 瘀阻心脉→刺痛，舌紫，脉涩或结代
阻滞   痰阻心脉→闷痛，体胖，痰多，苔腻，脉滑
      寒凝心脉→剧痛，肢冷，得温痛减，脉迟或沉紧
      气滞心脉→胀痛，发作与情志有关，胁胀，太息，脉弦

↓

心脉痹阻不通→心胸憋闷疼痛，痛引肩背内臂，时作时止

【辨证要点】心悸怔忡、心胸憋闷疼痛与瘀血、痰阻、寒凝或气滞症状并见。

（八）痰蒙心神证

痰蒙心神证指痰浊内盛，蒙蔽心神，以神志抑郁、错乱、痴呆、昏迷及痰浊症状为主要表现，也称痰迷心窍证。

【病因】①湿浊酿痰；②气郁生痰；③肝风夹痰。

【病机】痰浊内盛，蒙蔽心神。

【证候分析】

主症
- 神志痴呆，意识模糊，甚则昏不识人→痰浊蒙蔽，心神不清
- 精神抑郁，表情淡漠，喃喃独语，举止失常→肝失疏泄，气郁生痰，蒙蔽心神
- 突然昏倒，不省人事，口吐涎沫→痰浊内盛，引动肝风，肝风挟痰，蒙蔽心神

兼症：胸闷，苔腻，脉滑→痰浊内盛

【辨证要点】神志抑郁、错乱、痴呆、昏迷与痰浊症状共见。

（九）痰火扰神证

痰火扰神证指火热痰浊交结，扰乱心神，以狂躁、神昏及痰热症状为主要表现。

【病因】①气郁化火，炼液为痰；②外感温热、湿热，灼津为痰。

【病机】痰浊交结，扰乱心神。

【证候分析】

主症
- 神志异常或烦躁失眠→痰火内盛，闭扰心神（内伤病）
- 神昏谵语→痰热扰心（外感热病）

兼症：发热，面赤，口渴，苔黄腻，脉滑数→痰热表现

【辨证要点】烦躁不宁、失眠多梦、狂躁、神昏谵语与痰热症状共见。

【类证鉴别】

证型	共同症状	不同症状
痰蒙心神证	神志、意识异常及痰浊内盛症状（苔腻，脉滑）	无火热证表现，以意识模糊、抑郁、错乱、痴呆等症状为特征
痰火扰神证		有明显火热证的表现，以狂躁、谵语等动而多躁的表现为主

（十）瘀阻脑络证

瘀阻脑络证指由瘀血阻滞脑络，以头痛、头晕及血瘀症状为主要表现。

【病因】①外伤；②久病入络。

【病机】瘀血阻滞脑络。

【证候分析】

主症 $\left\{\begin{array}{l}\text{头痛→瘀血阻滞，脑络不通}\\\text{头晕→脑络不通，脑失所养}\end{array}\right.$

兼症：面色晦暗，舌紫暗，或有瘀点瘀斑，脉细涩→血瘀内阻之表现

【辨证要点】头痛、头晕及血瘀症状。

（十一）小肠实热证

小肠实热证指心火下移小肠，热迫膀胱，气化失司，以小便赤涩疼痛、心烦、舌疮及实热症状为主要表现。

【病因】心火。

【病机】心经有热下移小肠。

【证候分析】

主症 ⎰ 小便短赤、灼热涩痛→心火下移小肠，热迫膀胱，气化
　　　 失司
　　　 心烦→心火内盛，热扰心神
　　　 口舌生疮→火热上炎舌窍

兼症：实热证

【辨证要点】小便赤涩疼痛、心烦、舌疮及实热症状。

二、肺与大肠病辨证

　　肺居胸中，上通喉咙，开窍于鼻，外合皮毛，肺为娇脏，为脏腑之华盖。其经脉下络大肠，与大肠相表里。肺的主要生理功能有主气、司呼吸，主宣发、肃降，通调水道，朝百脉，主治节等。大肠主传导、排泄糟粕，称为"传导之官"。

　　肺病的主要病理为宣发、肃降及肺系功能失常。肺病的常见症状为咳嗽、气喘、咳痰、胸闷胸痛；肺系病常见症状为咽喉疼痛、声音嘶哑、喷嚏、鼻塞、流涕等。其中以咳、喘、痰为特征表现。大肠病的主要病理为传导功能失常。大肠病常见症状有便秘、腹泻、腹痛等。

肺与大肠的生理病理特点及主要症状

肺 ⎰ 主气司呼吸→肺不主气→少气，语声低微
　　 主宣发肃降→肺失宣降→咳、哮、喘；胸闷或痛
　　 主通调水道→水液失布→痰、水肿
　　 主皮毛→卫表失固→自汗畏风、易感冒
　　 开窍于鼻→鼻窍失聪→鼻塞、流涕、喷嚏
　　 喉为肺户→咽喉不利→喉痒喉痛、音哑、失音

大肠——主传导排泄糟粕→传导失职→便秘、泄泻

（一）肺气虚证

肺气虚证指肺气虚弱，主气、卫外功能失职，以咳嗽、气喘、自汗及气虚症状为主要表现。

【病因】①久病咳喘，耗伤肺气；②脾虚肺失充养。

【病机】肺气虚弱，主气、卫外功能失职。

【证候分析】

主症 $\begin{cases} 咳喘无力（日久）\to 肺气不足，宣降失常 \\ 痰稀\to 肺气不足，宣降津液失常，聚为痰浊 \end{cases}$

兼症 $\begin{cases} 气虚证表现 \\ 易感冒\to 卫外不固 \end{cases}$

【辨证要点】咳嗽、气喘、痰稀与气虚症状共见。

（二）肺阴虚证

肺阴虚证指肺阴亏虚，虚热内生，肺失滋润，清肃失司，以干咳无痰，或痰少而黏及阴虚症状为主要表现。

【病因】①久咳耗阴；②痨虫蚀肺；③热病伤阴。

【病机】肺阴亏虚，虚热内生，肺失滋润，清肃失司。

【证候分析】

主症 $\begin{cases} 干咳\to 肺阴不足，肺失滋润，宣降失常 \\ 痰少而黏\to 肺阴不足，虚热灼津 \end{cases}$

兼症：阴虚证表现

【辨证要点】干咳无痰、痰少而黏及阴虚症状共见。

（三）风寒犯肺证

风寒犯肺证指由于风寒侵袭，肺卫失宣，以咳嗽及风寒表证症状为主要表现。

【病因】风寒邪气侵犯肺卫。

【病机】风寒侵袭，肺卫失宣。

【证候分析】

$$主症 \begin{cases} 咳嗽 \rightarrow 风寒犯肺，肺气失宣 \\ 痰稀色白 \rightarrow 风寒犯肺，津液不布 \end{cases}$$

兼症：表寒证（恶寒发热，头身疼痛，鼻塞流清涕，苔薄白，脉浮紧）

【辨证要点】咳嗽、痰稀色白与风寒表证的症状共见。

（四）风热犯肺证

风热犯肺证指由于风热侵袭，肺卫失宣，以咳嗽及风热表证症状为主要表现。

【病因】风热邪气侵犯肺卫。

【病机】风热侵袭，肺卫失宣。

【证候分析】

$$主症 \begin{cases} 咳嗽 \rightarrow 风热犯肺，肺气失宣 \\ 痰稠色黄 \rightarrow 风热犯肺，热灼津液 \end{cases}$$

兼症：表热证（恶寒发热，咽喉肿痛，鼻塞流浊涕，苔薄黄，脉浮数）

【辨证要点】咳嗽、痰黄稠与风热表证的症状共见。

（五）燥邪犯肺证

燥邪犯肺证指燥邪犯肺，肺卫失宣，肺失清肃，以干咳无痰或痰少而黏及口鼻干燥症状为主要表现。

【病因】燥邪侵犯肺卫。

【病机】燥邪犯肺，肺卫失宣，肺失清肃。

【证候分析】

$$主症 \begin{cases} 干咳 \rightarrow 燥邪犯肺，肺气失宣 \\ 痰少而黏 \rightarrow 燥邪伤津 \end{cases}$$

兼症：燥邪袭表证（口、唇、鼻、咽、皮肤干燥，恶寒发热，苔薄，脉浮）

【辨证要点】干咳无痰，或痰少而黏与燥淫证症状共见。

【类证鉴别】

证型	病位	主症	兼症
风寒犯肺证		咳嗽，痰清稀色白	风寒表证
风热犯肺证	肺卫	咳嗽，痰黏稠色黄	风热表证
燥邪犯肺证		干咳少痰，痰黏难咳，甚则胸痛，痰中带血	燥邪袭表证（温燥或凉燥）

（六）肺热炽盛证

肺热炽盛证指热邪壅肺，肺失清肃，以咳嗽、气喘及里实热症状为主要表现。

【病因】①风热之邪入里；②风寒入里化热。

【病机】热邪壅肺，肺失清肃。

【证候分析】

主症：咳喘气粗→肺热炽盛，宣降失常

兼症：实热证表现（发热，面赤，口渴，便干，尿黄，舌红苔黄，脉数）

【辨证要点】咳嗽、气喘、胸痛与里实热症状共见。

【类证鉴别】

证型	共同症状	不同症状
肺热炽盛证	咳嗽，伴见发热	咳喘并重，发热明显，兼有里实热证
风热炽盛证		咳嗽发热尚轻，兼有表证

（七）痰热壅肺证

痰热壅肺证指痰热交结，壅滞于肺，肺失清肃，以咳喘及痰热症状为主要表现。

【病因】①肺热炽盛，炼液成痰；②宿痰内盛，郁而化热。

【病机】痰热交结，壅滞于肺，肺失清肃。

【证候分析】

主症 { 咳喘气粗→痰热壅肺，肺失清肃
痰黄稠量多→痰热交结
或咳吐脓血腥臭痰→痰热壅滞肺络，热盛肉腐成脓

兼症：痰热证表现（发热，口渴，便干，尿黄，舌红苔黄腻，脉滑数）

【辨证要点】咳嗽、气喘息粗与痰热症状共见。

（八）寒痰阻肺证

寒痰阻肺证指寒痰交阻于肺，肺失宣降，以咳嗽气喘、痰多色白及寒证症状为主要表现。

【病因】①素有痰疾，外感寒邪；②外感寒湿；③脾阳不足，运化失职。

【病机】寒痰交阻，肺失宣降。

【证候分析】

主症 { 咳喘→痰湿阻肺，肺失宣降
痰多色白→痰湿内盛

兼症 { 痰湿表现（苔白腻，脉濡缓或滑）
寒象（畏寒肢冷）

【辨证要点】咳嗽、气喘与寒痰症状共见。

（九）饮停胸胁证

饮停胸胁证指水饮停于胸胁，阻滞气机，以胸廓饱满、胸胁

胀闷或痛及饮证症状为主要表现。即"悬饮"。

【病因】①中阳素虚；②外邪犯肺。

【病机】水饮停于胸胁，阻滞气机。

【证候分析】

主症 {
胸廓饱满→饮停胸胁，气机阻滞，络脉不利
胸胁胀闷或痛，随呼吸、咳嗽或转侧而痛增→水饮停于胸腔，气机不利
}

兼症 {
或伴头晕目眩→饮为阴邪，遏阻阳气，清阳不升
舌苔白滑，脉沉弦→水饮内停之象
}

【辨证要点】胸廓饱满、胸胁胀闷或痛与饮证症状共见。

（十）风水搏肺证

风水搏肺证指风邪袭肺，宣降失常，通调水道失职，水湿泛溢肌肤，以突起头面浮肿及表证症状为主要表现。

【病因】外感风邪。

【病机】肺失宣降，水湿泛溢。

【证候分析】

主症：水肿（突发，颜面先肿）→风邪犯肺，肺失宣降，水道失调，风水相搏，水气泛溢

兼症：表证表现

【辨证要点】骤起头面浮肿及表证症状共见。

（十一）大肠湿热证

大肠湿热证指湿热阻滞肠道气机，大肠传导失常，以腹痛、泄泻及湿热症状为主要表现。又称肠道湿热证。

【病因】①外感湿热；②饮食不洁。

【病机】湿热阻滞肠道气机。

【证候分析】

主症 {
腹痛→湿热侵袭大肠，壅阻气机
或暴注下泻，色黄味臭→湿热蕴积大肠，热迫津液随湿浊下注
里急后重→湿热蒸迫肠道，肠道气机阻滞
下痢脓血→湿热熏灼肠道，脉络损伤，血腐成脓
}

兼症 {
肛门灼热→湿热内迫肠道，大肠传导失常
湿热内蕴的表现（舌红苔黄腻，脉滑数）
}

【辨证要点】腹痛、泄泻及湿热症状共见。

（十二）肠热腑实证

肠热腑实证指邪热入里，与肠中糟粕相搏，以腹满硬痛、便秘及里热炽盛症状为主要表现。

【病因】①邪热炽盛，汗出过多；②误用汗剂，津液外泄。

【病机】热与肠中糟粕相搏，腑气不通。

【证候分析】

主症 {
壮热→邪热入里
或日晡潮热→大肠属阳明经，其气旺于日晡之时
便秘
腹满硬
} 邪热燥屎内结，气机壅滞，腑气不通

兼症：实热证表现

【辨证要点】腹满硬痛、便秘和里热炽盛症状共见。

（十三）肠燥津亏证

肠燥津亏证指津液亏损，肠失濡润，传导失职，以大便燥结难下及津亏症状为主要表现。

【病因】①素体津亏；②年老津亏；③嗜食辛辣；④汗吐

下；⑤热病。

【病机】津液亏损，肠失濡润。

【证候分析】

主症：大便燥结，状如羊屎，数日一行→阴津不足，肠道失濡，传导失职

兼症：津亏证表现（口干，舌红少津，苔黄燥，脉细涩。）

【辨证要点】大便燥结难下及津亏症状共见。

【类证鉴别】

证型	共同症状	不同症状
肠热腑实证	大便秘结	腹部满硬疼痛、拒按，兼有里热炽盛表现
肠燥津亏证		伴见津亏失润的表现，无腹胀满、拒按的症状

（十四）肠虚滑泻证

肠虚滑泻证指大肠阳气虚衰不能固摄，以大便滑脱不禁及阳虚症状为主要表现。又称大肠虚寒证。

【病因】久泻、久痢。

【病机】大肠阳气虚衰不能固摄。

【证候分析】

主症：下利无度，大便失禁→久泻久痢，损伤阳气，大肠失其固摄

兼症：阳虚表现（腹痛隐隐，喜温喜按，畏寒神疲，舌淡苔白滑，脉弱）

【辨证要点】大便失禁及阳虚症状共见。

（十五）虫积肠道证

虫积肠道证指蛔虫等寄居肠道，阻滞气机，噬耗营养，以腹

痛、面黄体瘦、大便排虫及气滞症状为主要表现。

【病因】饮食不洁。

【病机】虫居肠道，气机阻滞。

【证候分析】

主症 $\left\{\begin{array}{l}\text{时作腹痛→蛔虫扰动，气机阻滞}\\\text{面黄肌瘦→虫居肠道，争食水谷，噬耗精微日久}\\\text{大便排虫→虫居肠道}\end{array}\right.$

【辨证要点】腹痛、面黄体瘦、大便排虫或与气滞症状共见。

三、脾与胃病辨证

　　脾与胃同居中焦，通过经脉相互络属而互为表里。脾在体合肉、主四肢，开窍于口、其华在唇。脾主运化、消化水谷并转输精微和水液，脾主升清，上输精微并升举内脏，脾喜燥恶湿；胃主受纳、腐熟水谷，胃主通降、以降为和，胃喜润恶燥。

脾与胃的生理病理特点及主要症状

脾主运化 $\left\{\begin{array}{l}\text{运化水谷→脾失健运，消化转输功能减退→食少，}\\\text{腹胀，便溏→脾失健运，气血生化不足→面色淡}\\\text{白、萎黄，倦怠乏力，少气懒言}\\\text{运化水液（湿）→脾失健运，水液（湿）潴留→痰}\\\text{饮、泄泻、水肿、腹水}\end{array}\right.$

脾主升清 $\left\{\begin{array}{l}\text{脾气亏虚，水谷精微不能上输，化生气血→头晕目}\\\text{眩，神疲乏力，少气懒言}\\\text{脾气亏虚，内脏失于举托→内脏下垂}\end{array}\right.$

脾主统血→脾气亏虚，统血无权→各种出血

胃主受纳，腐熟水谷 $\left\{\begin{array}{l}\text{胃失和降→胃脘胀满、食少}\\\text{胃气上逆→呕吐、呃逆、嗳气}\\\text{食滞胃脘→厌食、嗳腐吞酸}\\\text{胃火→消谷善饥}\end{array}\right.$

（一）脾气虚证

脾气虚证指脾气不足，运化失职，以纳呆、腹胀、便溏及气虚症状为主要表现。

【病因】①饮食不节；②劳倦过度；③忧思日久；④禀赋不足；⑤年老；⑥久病。

【病机】脾气不足，运化失职。

【证候分析】

主症 {
食少、腹胀、便溏→脾气不足，运化水谷无力
面黄肌瘦→气血乏源，机体失养
浮肿→脾气不足，水湿不化，泛溢肌肤
}

兼症：气虚证表现

【辨证要点】纳呆、腹胀、便溏与气虚症状共见。

（二）脾虚气陷证

脾虚气陷证指脾气虚弱，升举无力而反下陷，以眩晕、泄泻、脘腹重坠、内脏下垂及气虚症状为主要表现。

【病因】①脾气虚发展；②久泄久痢；③劳累太过；④孕产过多。

【病机】脾气虚弱，升举无力。

【证候分析】

主症：脏器下垂（脘腹坠胀、阴挺、脱肛）→脾气亏虚，升举无力，内脏失于举托

兼症：脾气虚证表现（无浮肿）

【辨证要点】眩晕、泄泻、脘腹重坠、内脏下垂与气虚症状共见。

（三）脾不统血证

脾不统血证指脾气虚弱，统血失常，血溢脉外，以各种出血及脾气虚症状为主要表现。

【病因】脾气虚弱，升举无力。

【病机】脾气虚弱，统血失职。

【证候分析】

主症：各种慢性出血→脾气亏虚，统血无权，则血溢脉外

（呕血、便血、尿血、肌衄、鼻衄、齿衄、月经过多、崩漏等）

兼症：脾气虚证表现（无浮肿）

【辨证要点】各种出血与脾气虚症状共见。

（四）脾阳虚证

脾阳虚证指脾阳虚衰，失于温运，阴寒内生，以纳少、腹胀、腹痛、便溏及阳虚症状为主要表现。

【病因】①脾气虚发展；②过食生冷；③过用苦寒；④外寒直中；⑤肾阳不足。

【病机】脾阳虚衰，失于温运。

【证候分析】

主症
$$\begin{cases} 腹痛绵绵，喜温喜按→脾阳不足，寒凝气滞 \\ 便溏、食少、腹胀→脾阳不足，温运失职 \\ 或水肿、小便短少、带下清稀→脾阳不足，水湿不化， \\ 泛溢肌肤 \end{cases}$$

兼症：阳虚证表现

【辨证要点】腹痛、腹胀、大便清稀与阳虚症状共见。

【类证鉴别】

脾气虚证、脾阳虚证、脾虚气陷证、脾不统血证鉴别

证型	病机		共同症状	不同症状
脾气虚证	脾气虚弱，健运失权	运化无力	食少、腹胀、便溏、神疲乏力、少气懒言	或浮肿，或消瘦
脾阳虚证		阳虚生寒，水湿内停		腹痛喜温喜按，畏寒肢冷，或浮肿，或带下清稀
脾虚气陷证		升举无力，内脏下垂		脘腹坠胀，或肛门重坠，或脱肛，或子宫下垂
脾不统血证		统血失职		各种出血

（五）寒湿困脾证

寒湿困脾证指寒湿内盛，困阻脾阳，运化失职，以脘腹痞闷、纳呆、便溏、身重及寒湿症状为主要表现。

【病因】①外感寒湿；②过食肥甘、生冷。

【病机】寒湿内盛，困阻脾阳。

【证候分析】

主症 $\begin{cases}$ 食少、腹胀→寒湿内盛，脾阳受困，运化失职，气滞中焦 \\ 便溏→水湿下渗 \\ 泛恶欲吐→脾失健运，胃失和降，胃气上逆 \\ 头身困重→湿性重着，湿邪困脾，遏郁清阳 $\end{cases}$

兼症 $\begin{cases}$ 阴黄→寒湿困阻中阳，肝胆疏泄失职，胆汁外溢 \\ 小便短少→水湿不化 \\ 带下清稀→寒湿下注 \\ 舌淡胖，苔白腻，脉濡缓→寒湿内盛 $\end{cases}$

【辨证要点】脘腹痞闷、纳呆、便溏、身重与寒湿症状共见。

【类证鉴别】

证型	性质	共同症状	不同症状
寒湿困脾证	实寒证	食少、腹冷痛、便溏、浮肿、带下清稀	兼有寒湿表现
脾阳虚证	虚寒证		兼有阳虚表现

（六）湿热蕴脾证

湿热蕴脾证指湿热内蕴，脾失健运，以腹胀、纳呆、便溏及湿热症状为主要表现。

【病因】①外感湿热；②嗜食肥甘，饮酒无度。

【病机】湿热内蕴，脾失健运。

【证候分析】

主症 ⎰ 纳呆、腹胀
恶心欲呕 ⎱ 湿热蕴结脾胃，升降失常
便溏→湿热下注大肠
肢体困重→湿热困脾，留滞肌肉

兼症 ⎰ 阳黄→湿热蕴脾，熏蒸肝胆，胆汁外溢
小便短黄→湿热下注膀胱
带下黄稠→湿热下注
舌红，苔黄腻，脉濡数→湿热内蕴之征

【辨证要点】腹胀、纳呆、便溏及湿热症状共见。

【类证鉴别】

证型	病机		共同症状	不同症状
湿热蕴脾证	湿盛困脾，脾失健运	湿热内蕴，脾失健运	纳呆，腹满，便溏，头身困重	身热，小便短黄，身目色黄鲜明，舌红，苔黄腻，脉濡数
寒湿困脾证		寒湿内盛，困阻脾阳		身冷，小便短少，身目色黄晦暗，舌淡胖，苔白腻，脉濡缓

（七）胃气虚证

胃气虚证指胃气虚弱，胃失和降，以纳少、胃脘痞满、隐痛及气虚症状为主要表现。

【病因】①饮食不节；②劳逸失度；③久病失养。

【病机】胃气虚弱，胃失和降。

【证候分析】

主症 {
胃脘隐痛或痞胀→胃气虚弱，失于和降
食欲不振→胃气虚弱，受纳、腐熟功能减退
嗳气→胃气虚弱，失于和降，逆而向上
}

兼症：气虚证表现

【辨证要点】胃脘痞满、隐痛喜按、纳少与气虚症状共见。

（八）胃阳虚证

胃阳虚证指胃阳不足，胃失温养，以胃脘冷痛及阳虚症状为主要表现。

【病因】①嗜食生冷；②过用苦寒；③久病失养；④他脏影响。

【病机】胃阳不足，胃失温养。

【证候分析】

主症 {
胃脘冷痛，喜温喜按→胃阳不足，虚寒内生，寒凝气机
纳少脘痞→胃阳虚，受纳腐熟功能减退
泛吐清水→胃阳虚失于温化水液，津液内停，上逆于口
}

兼症：阳虚证表现

【辨证要点】胃脘冷痛及阳虚症状共见。

【类证鉴别】

证型	病机	共同症状	不同症状
脾气虚证	以脾失运化为主	食少、脘腹隐痛及气虚或阳虚的共同症状	胀或痛的部位在大腹，腹胀腹痛、便溏、水肿等症突出
脾阳虚证			
胃气虚证	以腐熟受纳功能减弱，胃失和降为主		胀或痛的部位在胃脘，脘痞隐痛、嗳气等症明显
胃阳虚证			

（九）胃阴虚证

胃阴虚证指胃阴亏虚，胃失濡润、和降，以胃脘隐隐灼痛、饥不欲食及阴虚症状为主要表现。

【病因】①热病后期；②气郁化火；③吐泻太过；④过食辛辣、香燥。

【病机】胃阴亏虚，胃失濡润、和降。

【证候分析】

主症 {
胃脘嘈杂，隐隐灼痛→虚热内生，胃失濡润、和降
饥不欲食→胃中虚热则饥，胃虚失于和降则不欲食
干呕、呃逆→胃失和降，胃气上逆
}

兼症：口燥咽干，大便干，舌红少苔，脉细数

【辨证要点】胃脘隐隐灼痛、饥不欲食与阴虚症状共见。

（十）寒滞胃脘证

寒滞胃脘证指寒邪犯胃，阻滞气机，以胃脘冷痛、恶心呕吐及实寒症状为主要表现。

【病因】①过食生冷；②寒邪犯胃。

【病机】寒邪犯胃，阻滞气机。

【证候分析】

主症 $\left\{\begin{array}{l}\text{胃脘冷痛，得温痛减，遇寒加剧→寒邪袭胃，凝滞气}\\\text{机，不通则痛}\\\text{口泛清水→寒凝胃脘，胃失和降，胃气上逆}\end{array}\right.$

兼症：实寒证表现（怕冷、口淡、面白或青、舌苔白润、脉沉紧或弦紧）

【辨证要点】胃脘冷痛、恶心呕吐与实寒症状共见。

（十一）胃热炽盛证

胃热炽盛证指火热壅滞于胃，胃失和降，以胃脘灼痛、消谷善饥及实热症状为主要表现。

【病因】①过食辛热、肥甘、温燥；②五志过极；③邪热内侵。

【病机】火热壅滞于胃，胃失和降。

【证候分析】

主症 $\left\{\begin{array}{l}\text{胃脘灼痛、拒按→火热内灼，壅塞胃气}\\\text{消谷善饥→胃火炽盛，腐熟功能亢进}\\\text{牙龈肿痛、出血、口臭→胃火循经上炎}\end{array}\right.$

兼症：实热证表现

【辨证要点】胃脘灼痛、消谷善饥与实热症状共见。

【类证鉴别】

证型	性质	共同症状	不同症状
胃热炽盛证	实热证	脘痛，口渴，脉数	嘈杂，饥不欲食，舌红苔少，脉细
胃阴虚证	虚热证		消谷善饥，口臭，牙龈肿痛，齿衄，脉滑

（十二）食滞胃脘证

食滞胃脘证指饮食停积胃脘，以胃脘胀满疼痛、拒按、嗳腐吞酸、泻下臭秽及气滞症状为主要表现。

【病因】①暴饮暴食；②素体胃气虚弱。

【病机】饮食停积胃脘。

【证候分析】

主症 ┤
- 脘腹胀痛→食滞胃肠，气滞不通
- 嗳气酸腐→胃失和降，胃气上逆
- 大便酸腐臭秽→食滞肠道，传导失司

兼症：伤食病史，舌苔厚腻，脉滑

【辨证要点】胃脘胀满疼痛、拒按、嗳腐吞酸、泻下臭秽与气滞症状共见。

四、肝与胆病辨证

肝位于右胁，胆附于肝，肝胆互为表里。肝开窍于目，在体合筋，其华在爪。肝主疏泄，调畅气机，使气血畅达，助脾运化，疏泄胆汁，助食物的消化吸收，调节精神情志，有助于女子调经、男子泄精；肝又主藏血，具有贮藏血液和调节血量的功能。胆能贮藏和排泄胆汁，并主决断。足厥阴肝经绕阴器，循少腹，布胁肋，络胆，系目，交巅顶。肝病的主要病理为疏泄与藏血功能失常。胆病的主要病理为贮藏和排泄胆汁功能失常。

肝与胆的生理病理特点及主要症状

肝失疏泄 ┤
- 气滞血瘀→胸胁少腹胀痛或窜痛，乳房胀痛，月经不调
- 情志失调→善太息，情志抑郁或易怒

肝气主升，升动过度而化风→四肢抽搐，手足颤动，摇头不止，半身不遂，口眼㖞斜

肝主藏血→血不归藏→吐血，衄血，月经过多，崩漏

胆主决断→胆气虚→胆怯易惊，惊悸

（一）肝血虚证

肝血虚证指肝血不足，机体失养，以眩晕、视力减退、肢体麻木及血虚症状为主要表现。

【病因】①脾胃虚弱；②肾精亏少；③久病；④失血。

【病机】肝血不足，机体失养。

【证候分析】

$$主症\begin{cases} 头晕目眩 \\ 视力减退 \\ 爪甲淡白 \\ 肢体麻木 \\ 经少经闭→肝血不足，血海空虚 \end{cases}$$

主症（头晕目眩、视力减退、爪甲淡白、肢体麻木）→肝血不足，头目、爪甲、筋脉失养

兼症：淡白（面、唇、舌），脉细→血虚之象

【辨证要点】眩晕、视力减退、肢体麻木与血虚症状共见。

（二）肝阴虚证

肝阴虚证指肝阴不足，虚热内生，以眩晕、目涩、胁痛及虚热症状为主要表现。

【病因】①肝郁化火；②热病后期；③过服辛燥药物；④肾阴不足。

【病机】肝阴不足，虚热内生。

【证候分析】

$$主症\begin{cases} 头晕眼花 \\ 两目干涩 \\ 胁肋隐隐灼痛→虚火内灼 \end{cases}$$

主症（头晕眼花、两目干涩）→肝阴不足，头目失养

兼症：阴虚证表现

【辨证要点】眩晕、目涩、胁痛与虚热症状共见。

【类证鉴别】

证型	共同症状	不同症状
肝血虚证	头晕目眩，视力减退	肢体麻木，经少经闭，血虚症状
肝阴虚证		胁肋灼痛，目涩，阴虚内热症状

（三）肝郁气滞证

肝郁气滞证指肝失疏泄，气机郁滞，以情志抑郁，胸胁、少腹胀痛及气滞症状为主要表现。又称肝气郁结证。

【病因】情志不遂。

【病机】肝失疏泄，气机郁滞。

【证候分析】

主症 {
胀痛：胁肋、少腹、乳房胀痛→气机郁滞
抑郁：精神抑郁，善太息→情志失调
脉弦→肝失疏泄，脉气紧张
}

兼症 {
咽喉异物感
瘿瘤、瘰疬
胁下肿块
} 气滞则痰凝血瘀

【辨证要点】情志抑郁，胸胁、少腹胀痛，脉弦与气滞症状共见。

（四）肝火炽盛证

肝火炽盛证是指火热炽盛，内扰于肝，气火上逆，以头痛、胁痛、烦躁、耳鸣及实热症状为主要表现。又称肝火上炎证。

【病因】①气郁化火；②外感火热；③嗜烟酒辛辣。

【病机】火热炽盛，内扰于肝，气火上逆。

【证候分析】

$$主症 \begin{cases} 头晕胀痛，面红目赤 \\ 耳鸣耳聋，口苦口干 \end{cases} 肝火上炎于头面 \\ 胁肋灼痛 \rightarrow 肝火内炽 \\ 急躁易怒，失眠多梦 \rightarrow 热扰神魂 \end{cases}$$

兼症：实热证表现（脉弦数）

【辨证要点】头目胀痛、胁痛、烦躁、耳鸣与实热症状共见。

（五）肝阳上亢证

肝阳上亢证指肝肾阴亏，阴不制阳，阳亢于上，以眩晕耳鸣、头目胀痛、面红烦躁、腰膝酸软等上盛下虚症状为主要表现。

【病因】①肝肾阴亏；②长期恼怒焦虑。

【病机】肝肾阴亏，阴不制阳，阳亢于上。

【证候分析】

$$主症 \begin{cases} 头晕胀痛，面红目赤，耳鸣耳聋 \rightarrow 肝阳上亢于头面 \\ 急躁易怒，失眠多梦 \rightarrow 肝阳扰动神魂 \\ 腰膝酸软，头重脚轻 \rightarrow 肝肾阴亏于下，肝阳亢逆于上， \\ 上盛下虚 \end{cases}$$

兼症：舌红少津，脉弦细数

【辨证要点】头目胀痛、眩晕耳鸣、急躁易怒、腰膝酸软、头重脚轻等上盛下虚症状共见。

【类证鉴别】

证型	性质	发病特点	共同症状	不同症状
肝火炽盛证	实证	病程较短，病势较急	头面部阳热症状：头晕胀痛，面红目赤，耳鸣耳聋，伴见急躁易怒、失眠多梦	口苦口渴、便干尿黄、两胁灼痛、舌红苔黄、脉弦数等火热证
肝阳上亢证	上盛下虚虚实夹杂证	病程较长，病势略缓		腰膝酸软，头重脚轻，舌红少津，脉弦细数

（六）肝风内动证

肝风内动证指以眩晕、抽搐、震颤、麻木等"动摇不定"的症状为主要表现。临床常见热极生风、肝阳化风、阴虚动风、血虚生风四证。

1. 热极生风证

热极生风证指邪热亢盛，燔灼筋脉，引动肝风，以高热、神昏、抽搐与实热症状为主要表现。

【病因】外感温热。

【病机】邪热亢盛，燔灼筋脉，热闭心神，肝风内动。

【证候分析】

$$主症\begin{cases}高热、神昏、谵语→热极扰神\\手足抽搐→热灼筋脉，引动肝风\end{cases}$$

兼症：实热证表现

【辨证要点】高热、神昏、抽搐与实热症状共见。

2. 肝阳化风证

肝阳化风证指阴虚阳亢，肝阳升发无制，引动肝风，以眩晕、肢麻、震颤为主要表现。

【病因】①素体肝肾阴液不足；②久病阴亏；③肝火内伤营阴。

【病机】阴亏不能制阳，肝阳亢逆化风。

【证候分析】

主症
- 轻症
  - 眩晕欲仆→肝阳亢逆，气血上冲
  - 头摇肢颤，手足麻木→阳亢无制化风，筋脉挛急
- 重症
  - 突然昏倒→风阳挟痰，蒙蔽清窍
  - 口眼㖞斜，半身不遂→风痰阻络

兼症：素有肝阳上亢证表现

【辨证要点】眩晕，肢麻，震颤，或突然昏倒、半身不遂等症状共见。

3. 阴虚动风证

阴虚动风证指肝阴亏虚，筋脉失养，虚风内动，以手足震颤或蠕动及虚热症状为主要表现。

【病因】①肝阴虚证进一步发展；②外感热病后耗伤阴液；③久病伤阴。

【病机】阴液亏虚，筋脉失养，虚风内动。

【证候分析】

主症：手足震颤或蠕动→阴液不足，筋脉失养，虚风内动而拘挛

兼症：肝阴虚证表现

【辨证要点】手足震颤或蠕动与阴虚症状共见。

4. 血虚生风证

血虚生风证指血液亏虚，筋脉失养，虚风内动，以手足颤动、肢体麻木及血虚症状为主要表现。

【病因】肝血不足。

【病机】筋脉失于濡养，筋脉挛急，虚风内动

【证候分析】

主症：手足震颤→血虚不能养筋，筋脉挛急

兼症：肝血虚证表现

【辨证要点】手足颤动、肢体麻木与血虚症状共见。

【类证鉴别】

证型	病机	临床表现	
热极生风证	热邪伤津，筋脉失养	手足抽搐，颈项强直	热盛症状
肝阳化风证	肝肾阴虚，肝阳亢逆	眩晕、肢颤；半身不遂	上盛下虚
阴虚动风证	肝阴亏虚，虚风内动	手足震颤，蠕动	阴虚症状
血虚生风证	肝血亏虚，虚风内动	肢体震颤，麻木，眴动	血虚症状

（七）寒滞肝脉证

寒滞肝脉证指寒邪侵袭，凝滞肝经，以少腹、前阴、巅顶冷痛及实寒症状为主要表现。

【病因】外感寒邪。

【病机】寒邪侵袭，凝滞肝经。

【证候分析】

主症 ⎧ 少腹冷痛 ⎫
　　 ⎨ 阴囊收缩 ⎬ 寒邪侵入肝经，凝滞气血，收引筋脉
　　 ⎩ 巅顶冷痛 ⎭

兼症：实寒证表现

【辨证要点】少腹、前阴、巅顶冷痛与实寒症状共见。

（八）胆郁痰扰证

胆郁痰扰证指痰热内扰，胆气不宁，以胆怯易惊、心烦失眠及痰热症状为主要表现。

【病因】气郁生痰化火。

【病机】痰热内扰，胆气不宁。

【证候分析】

主症：胆怯，惊悸，失眠→痰火内盛，扰乱于胆，胆气不宁，失于决断

兼症：舌红，苔黄腻，脉弦数。

【辨证要点】胆怯易惊、心烦失眠与痰热症状共见。

五、肾与膀胱病辨证

肾位于腰部，左右各一，肾开窍于耳及二阴，在体为骨，生髓充脑，其华在发。肾主藏精，主生长、发育与生殖，又主水，主纳气。肾内寄元阴元阳，为脏腑阴阳之根本，故称先天之本。膀胱位于小腹中央，与肾直接相通，又有经脉相互络属，故为表里。膀胱有贮尿和排尿的功能。肾病的主要病理为生长、发育和生殖功能障碍，水液代谢失常等。膀胱病的主要病理为贮尿排尿功能失常。

肾与膀胱的生理病理特点及主要症状

肾藏精 {
肾精不足→小儿五迟、五软，成人早衰
生殖功能减退→阳痿，阳强，遗精，早泄；不育，不孕，经少，经闭
}

肾主水→气化水液失常→水肿，小便不利

肾开窍于耳及二阴→耳鸣、生殖不固、二便失司等

肾主纳气→不能纳气→呼多吸少，气短而喘

肾主骨生髓 { 肾虚则骨失所养→腰膝酸软或痛；齿摇
髓海不足→头晕眼花，耳鸣耳聋

膀胱主贮尿、排尿→膀胱气化失职→尿频、尿急、尿痛

（一）肾阳虚证

肾阳虚证指肾阳亏虚，机体失其温煦，以腰膝酸冷、性欲减退、夜尿多及阳虚症状为主要表现。

【病因】①素体阳虚；②年老；③久病；④房劳过度。

【病机】肾阳亏虚，机体失其温煦。

【证候分析】

主症 {
腰膝酸冷→肾阳亏虚，腰膝失温
男子阳痿、遗精、早泄、精冷不育
女子宫寒不孕、性欲减退 } 肾阳亏虚，生殖无力
小便频数、夜尿频多
久泻、五更泄泻 } 肾阳亏虚，二便不固

兼症：阳虚证表现

【辨证要点】腰膝酸冷、性欲减退、夜尿多与虚寒症状共见。

（二）肾虚水泛证

肾虚水泛证指肾的阳气亏虚，气化无权，水液泛溢，以浮肿腰以下为甚、尿少及肾阳虚症状为主要表现。

【病因】①素体虚弱；②久病；③房劳。

【病机】肾阳亏虚，气化无权，水液泛溢。

【证候分析】

主症：水肿，腰以下尤甚；小便短少——肾阳不足，气化失司，水邪泛溢肌肤

$$兼症\begin{cases} 心悸气短→水气上逆，凌心 \\ 咳喘痰鸣→水气上逆，射肺 \\ 腰膝酸冷→肾阳虚，失其温煦 \\ 阳虚证表现 \end{cases}$$

【辨证要点】浮肿腰以下为甚、尿少与肾阳虚症状共见。

（三）肾阴虚证

肾阴虚证指肾阴亏损，失于滋养，虚热内扰，以腰酸而痛、遗精、经少、头晕耳鸣及阴虚症状为主要表现。

【病因】①久病；②热病后期；③房劳过度；④过服温燥。

【病机】肾阴亏损，失于滋养，虚热内扰。

【证候分析】

$$主症\begin{cases} 腰膝酸软而痛→肾阴不足，腰膝失养 \\ 阳强易举→肾阴不足，相火妄动 \\ 遗精早泄→肾阴不足，虚火扰动精室 \\ 经少经闭→肾阴不足，精血乏源 · \\ 崩漏→阴虚火旺，迫血妄行 \end{cases}$$

$$兼症\begin{cases} 耳鸣，眩晕→肾阴不足，耳窍失养 \\ 阴虚证表现 \end{cases}$$

【辨证要点】腰酸而痛、遗精、经少、头晕耳鸣与阴虚症状共见。

（四）肾精不足证

肾精不足证指肾精亏损，脑髓与骨髓失充，以小儿生长发育迟缓，成人生殖功能低下、早衰等为主要表现。

【病因】①先天不足；②后天失养；③久病；④房劳过度。

【病机】肾精亏损，脑髓与骨髓失充。

【证候分析】

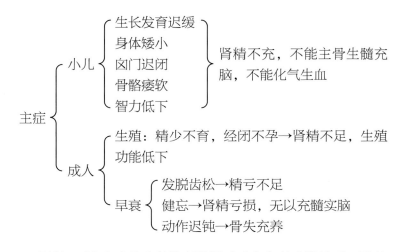

主症
小儿
生长发育迟缓
身体矮小
囟门迟闭
骨骼痿软
智力低下
} 肾精不充，不能主骨生髓充脑，不能化气生血

成人
生殖：精少不育，经闭不孕→肾精不足，生殖功能低下

早衰
发脱齿松→精亏不足
健忘→肾精亏损，无以充髓实脑
动作迟钝→骨失充养

【辨证要点】小儿生长发育迟缓或成人生育功能低下、早衰。

【类证鉴别】

证型		病机	共同症状	不同症状
肾精不足证	皆为虚证	肾精亏损，脑髓与骨髓失充	腰膝酸软、生殖功能减退	无虚热、虚寒之变，生长发育迟缓，早衰，生育功能低下
肾阴虚证		肾阴亏损，失于滋养，虚热内扰		兼阴虚内热表现，性欲偏亢，梦遗，经少
肾阳虚证		肾阳亏虚，温煦失职		兼有虚寒表现，性欲冷淡，夜尿多

（五）肾气不固证

肾气不固证指肾气亏虚，失于封藏、固摄，以腰膝酸软，小便、精液、经带、胎气不固及肾虚症状为主要表现。

【病因】①年幼肾气未充；②年老；③房劳；④久病。

【病机】肾气亏虚，固摄失职。

【证候分析】

$$主症\begin{cases}小便不固：遗尿、尿频、尿失禁→肾气亏虚，固摄无权，膀胱失约\\精关不固：男子滑精、早泄→肾气亏虚，精关不固\\月经不固：月经淋漓不尽→肾气不足，冲任失约\\带下不固：带下清稀而量多→肾气亏虚，带脉失固\\胎元不固：胎动易滑→肾气不足，胎元不固\end{cases}$$

$$兼症\begin{cases}腰膝酸软→肾气亏虚，骨髓失养\\气虚证表现\end{cases}$$

【辨证要点】腰膝酸软，小便频数清长、滑精、滑胎、带下量多清稀与肾气虚症状共见。

（六）肾不纳气证

肾不纳气证指肾气亏虚，纳气无权，以久病咳喘、呼多吸少、动则尤甚及肾气虚症状为主要表现。

【病因】①久病咳喘；②年老；③劳伤。

【病机】肾气亏虚，纳气无权。

【证候分析】

主症：久病咳喘，呼多吸少，动则喘甚→肺肾气虚，肾不纳气，气不归元

$$兼症\begin{cases}腰膝酸软→肾气亏虚，失其充养\\气虚证表现\end{cases}$$

【辨证要点】久病咳喘、呼多吸少、动则尤甚与肾气虚症状共见。

（七）膀胱湿热证

膀胱湿热证指湿热侵袭，蕴结膀胱，以小便频急、灼涩疼痛及湿热症状为主要表现。

【病因】①外感湿热；②饮食不节。

【病机】湿热蕴结膀胱，气化不利。

【证候分析】

主症：尿频、尿急、尿道灼痛→湿热蕴结膀胱，气化不利，下迫尿道

兼症 $\left\{\begin{array}{l}\text{小便短黄，或浑浊→湿热熏灼津液}\\\text{或尿血→湿热灼伤血络}\\\text{或尿中见砂石→湿热久郁，煎熬尿液成石}\\\text{小腹胀痛，或腰、腹掣痛→湿阻气机，或累及肾脏}\\\text{湿热表现（发热、口渴、舌红、苔黄腻、脉滑数）}\end{array}\right.$

【辨证要点】尿频、尿急、尿道灼痛、尿短黄与湿热症状共见。

六、脏腑兼病辨证

在疾病发生发展过程中，同时出现两个或两个以上脏腑的证候，称为脏腑兼证。人体是一个以五脏为中心，通过经络连接六腑、四肢百骸、五官九窍、皮肉筋骨脉等构成的有机整体。五脏之间有生克乘侮关系，脏腑之间有互为表里的关系。在进行辨证时，不仅考虑一脏一腑的病理变化，还需注意脏腑间的联系和影响。

（一）气虚类证

气虚类证包括心肺气虚证和肺脾气虚证。

1. 心肺气虚证

【证候表现】

主症 $\left\{\begin{array}{l}\text{心气虚证主症：心悸，胸闷}\\\text{肺气虚证主症：咳喘，痰稀}\end{array}\right.$

兼症：气虚证表现

2. 肺脾气虚证

【证候表现】

主症 {
肺气虚证主症：咳喘，痰稀
脾气虚证主症：食少，腹胀，便溏，浮肿
}
兼症：气虚证表现

【类证鉴别】

心肺气虚证
肺脾气虚证
} 肺气虚表现 {
心悸，胸闷
食少，便溏，腹胀
}

（二）血虚类证

心肝血虚证

【证候表现】

主症 {
心血虚证主症：心悸，健忘，失眠，多梦
肝血虚证主症：爪甲淡白，肢体麻木，经少闭经
}
兼症：血虚基本表现：头晕眼花，面唇淡白，舌淡脉细

（三）气血两虚类证

心脾气血虚证

【证候表现】

主症 {
心血虚证主症：心悸，健忘，失眠，多梦
脾气虚证主症：食少，腹胀，便溏＋出血（脾不统血）
}
兼症：血虚证表现＋气虚证表现

（四）阴虚类证

阴虚类证有心肾不交证、肺肾阴虚证、肝肾阴虚证3个。

1. 心肾不交证

心肾水火既济失调，又称心肾阴虚证。

【证候表现】

主症 { 心阴虚证主症：失眠，心烦，心悸
　　　肾阴虚证主症：遗精，腰酸，耳鸣

兼症：阴虚证表现

2. 肺肾阴虚证

【证候表现】

主症 { 肺阴虚证主症：咳嗽，痰少而黏
　　　肾阴虚证主症：腰酸，遗精，经少
　　　两脏共有症：声音嘶哑

兼症：阴虚证表现

3. 肝肾阴虚证

【证候表现】

主症 { 肝阴虚证主症：头晕目眩，胁痛，目干
　　　肾阴虚证主症：腰酸，遗精，经少
　　　两脏共有症：耳鸣

兼症：阴虚证表现

【类证鉴别】

心肾不交证，肺肾阴虚证、肝肾阴虚证鉴别

心肾不交证 }
肺肾阴虚证 } 肾阴虚表现 { 心烦，心悸，失眠，多梦
肝肾阴虚证 }　　　　　　　咳嗽痰少而黏，或痰中带血，
　　　　　　　　　　　　　或声音嘶哑
　　　　　　　　　　　　　胁部隐痛，目涩

（五）阳虚类

阳虚类包括心肾阳虚证和脾肾阳虚证。

1. 心肾阳虚证

【临床表现】

主症 $\begin{cases} 心阳虚证主症：心悸怔忡，胸闷 \\ 肾虚水泛证主症：水肿，小便不利，腰膝酸冷 \end{cases}$

兼症：阳虚证表现＋血瘀表现（唇甲青紫，舌淡紫）

2. 脾肾阳虚证

【临床表现】

主症 $\begin{cases} 脾阳虚证主症：腹冷痛，喜温喜按 \\ 肾阳虚证主症：腰膝酸冷 \\ 两脏共有症：水肿，久泻久痢，五更泄泻，完谷不化 \end{cases}$

兼症：阳虚证表现

（六）肝气类证

肝气类证，包括肝郁脾虚证、肝胃不和证、肝火犯肺证3证。

【类证鉴别】

$\left.\begin{array}{l} 肝郁脾虚证 \\ 肝胃不和证 \\ 肝火犯肺证 \end{array}\right\} \begin{array}{l} 肝郁症状 \\ 肝火症状 \end{array} \left\{\begin{array}{l} 腹胀，食少，便溏 \\ 胃脘胀痛，呃逆，嗳气，吞酸嘈杂 \\ 咳嗽，痰黄黏稠，甚则咯血 \end{array}\right.$

肝郁症状：情志抑郁，善太息，胁胀痛或走窜，脉弦。
肝火症状：急躁易怒，胁灼痛，面红目赤，脉弦数。

（七）肝胆湿热证

肝胆湿热证指湿热内蕴肝胆，肝胆疏泄失常，以身目发黄、胁肋胀痛及湿热症状为主要表现。

【病因】①外感湿热；②过食肥甘；③湿浊内生，郁而化热。

【病机】湿热内蕴肝胆，肝胆疏泄失常。

【证候分析】

主症 {
胁肋胀痛→湿热内阻，气机不畅
身目发黄→湿热郁蒸，胆汁外溢肌肤
厌食腹胀，纳呆呕恶→湿热内阻，脾胃纳运失司
阴部瘙痒、肿痛，带下黄臭→湿热循肝经下注
}

兼症：湿热表现（舌红苔黄腻，脉滑数）

【辨证要点】胁肋胀痛、身目发黄及湿热症状共见。

第二节　六经辨证

六经，即指太阳、阳明、少阳、太阴、少阴和厥阴。六经辨证，是以六经所系经络、脏腑的生理病理为基础，将外感病归纳为太阳病、阳明病、少阳病、太阴病、少阴病和厥阴病六类，用以指导临床的诊断和治疗的辨证方法。

一、辨六经病证

六经病证，不单纯指的是六条经络的病证，既包括六经的病证，更包括脏腑的病证。其中三阳病证以六腑病变为基础；三阴病证以五脏病变为基础。

（一）太阳病证

太阳主一身之表，抗御外邪侵袭。太阳病证指外感病初期所表现的证。

1. 太阳经证

太阳经证指六淫之邪侵袭人体肌表，正邪相争，营卫失和所表现的证。太阳经证分为太阳中风证和太阳伤寒证。

（1）太阳中风证　太阳中风证指以风邪为主的风寒之邪侵袭太阳经脉，致使卫强营弱所表现的证。

【证候分析】

恶风→太阳主表，统摄营卫，风邪外袭，营卫失调，肌表失于温煦

发热→风为阳邪，邪正交争于表

汗出→风性开泄，卫外不固，腠理疏松，营阴不能内守

脉浮缓→汗出肌腠疏松，营阴不足，脉道松弛

鼻鸣，干呕→风邪袭表，表气不利，肺胃之气不和

【辨证要点】发热，恶风，汗出，脉浮缓与太阳中风症状共见。

（2）太阳伤寒证　太阳伤寒证指以寒邪为主的风寒之邪侵袭太阳经脉，使卫阳被遏，营阴郁滞所表现的证。

【证候分析】

恶寒→外感寒邪，束于肌表，卫阳被郁，温煦失职

发热→卫阳被遏，邪正交争，卫阳奋起抗邪

头项、肢体骨节疼痛→卫阳郁遏，寒凝收引，营阴郁滞，太阳经气不利

无汗而喘促→寒束于表，腠理闭塞，邪闭于外，肺气不利

脉浮紧→正气欲驱邪于外而寒邪紧束于表

【辨证要点】　恶寒，无汗，头身疼痛，脉浮紧与太阳伤寒症状共见。

2. 太阳腑证

太阳腑证是指太阳经证不解，病邪循经内传太阳之腑所表现

的证。临床分为太阳蓄水证和太阳蓄血证。

（1）太阳蓄水证　太阳蓄水证指太阳经证不解，邪气内传足太阳膀胱腑，邪与水结，膀胱气化失司，水液停蓄所表现的证。

【临床表现】发热，恶寒，小腹满，小便不利，口渴，或水入则吐，脉浮或浮数。

【证候分析】

```
┌ 恶寒、发热、脉浮或脉浮数仍在→太阳经证未解
│ 小腹胀满，小便不利→邪气内传入腑，与水内结于膀胱，膀
│ 胱气化不利，水液内停
│ 口渴欲饮→邪与水结，气不化津，津不上承
└ 水入即吐→饮多则水停不化，反蓄于胃，此即"水逆证"
```

【辨证要点】　小腹满、小便不利与太阳蓄水症状共见。

（2）太阳蓄血证　太阳蓄血证指太阳经证未解，邪热内传，邪热与瘀血互结于少腹所表现的证。

【临床表现】少腹急结或硬满，如狂或发狂，善忘，大便色黑如漆，小便自利，脉沉涩或沉结。

【证候分析】

```
┌ 少腹急结、硬满胀痛→太阳经证失治，邪热循经内传，与血
│ 搏结，瘀热阻于下焦
│ 小便自利→邪在血分，膀胱气化如常
│ 如狂、善忘或发狂→瘀热互结，上扰心神
│ 大便色黑似漆→瘀热下行，随大便而出
└ 脉沉涩或沉结→瘀热内阻，脉道不畅
```

【辨证要点】　少腹急硬，小便自利，便黑与太阳蓄血症状共见。

（二）阳明病证

阳明病证指外感病发展过程中，病邪内传阳明而致，多系阳热亢盛，胃肠燥热所表现的证。特点是阳热炽盛，属于实热证的范围，分为阳明经证和阳明腑证。

1. 阳明经证

阳明经证指邪热亢盛，充斥阳明之经，弥漫于全身，而肠中糟粕尚未结成燥屎所表现的证。

【临床表现】身大热，汗出，口渴引饮，或心烦躁扰，气粗似喘，面赤，苔黄燥，脉洪大。

【证候分析】

周身大热→邪入阳明，化燥化热，正邪交争，充斥阳明经，弥漫于全身

口渴引饮→邪热炽盛，热迫津液外泄，故汗出；热灼津伤，且汗出复伤津液

面赤心烦→邪热蒸腾，扰动心神，心神不宁

气粗似喘→热迫于肺，呼吸不利

舌苔黄燥→热盛津亏

脉洪大有力→热壅脉道，气血涌盛

【辨证要点】壮热、汗出、口渴、脉洪大与阳明经热症状共见。

2. 阳明腑证

阳明腑证指邪热内炽阳明之腑，并与肠中糟粕相搏，燥屎内结，阻滞肠道所表现的证。

【病因病机】阳明经证大热汗多，或误用汗法，使津液外泄，以致热邪与肠中燥屎互结，腑气不通而成。

【证候分析】

```
  ┌ 潮热日晡尤甚→阳明经气旺于日晡，实热弥漫于经，邪正相
  │   争更剧
  │ 手足濈然汗出→四肢禀气于阳明，热蒸津泄
  │ 腹胀满硬痛拒按 ┐
 ─┤              ├ 邪热与糟粕互结肠中，腑气闭阻不通
  │ 大便秘结     ┘
  │ 不得眠，或谵语，甚至狂乱不宁→邪热炽盛，上扰心神
  │ 苔黄厚干燥，边尖起刺，甚则焦黑燥裂→邪热内结而津液被劫
  │ 脉沉迟而实→邪热与燥屎内结于肠，脉道壅滞
  └ 若脉滑数→邪热迫急，结而不甚
```

【辨证要点】潮热汗出、腹满硬痛、大便秘结、苔黄燥、脉沉实与阳明实热症状共见。

（三）少阳病证

少阳病证指邪犯少阳，正邪纷争，枢机不利，胆火内郁，经气不畅的表现。

【病因病机】多系太阳经证不解，邪传少阳，或厥阴病转出少阳，或外邪直入少阳，胆气被郁，正邪分争而成。

【临床表现】寒热往来，口苦，咽干，目眩，胸胁苦满，默默不欲饮食，心烦喜呕，脉弦。

【证候分析】

```
  ┌ 寒热往来→少阳阳气较弱，邪正分争，正胜则发热；邪胜则
  │   恶寒，邪正互有胜负
  │ 口苦→少阳受病，邪热熏蒸，胆热上泛
  │ 目眩→津为热灼则咽干，少阳风火上逆
 ─┤ 胸胁苦满→少阳之脉布于胁肋，邪郁少阳，经气不利
  │ 默默不欲食，甚或时时欲呕→胆热木郁，横犯胃腑，胃气上逆
  │ 心中烦扰→胆热上逆，内扰心神
  └ 脉弦→胆气被郁，脉气紧张
```

【辨证要点】寒热往来、胸胁苦满、口苦咽干、目眩、脉弦等与少阳症状共见。

（四）太阴病证

太阴病证指脾阳虚弱，邪从寒化，寒湿内生所表现的证。

【病因病机】多由三阳病失治、误治，损伤脾阳，邪传太阴，或脾阳素虚，风寒之邪直中太阴而成。

【证候分析】

- 腹部胀满，腹痛时发→太阴脾土主湿，中焦虚寒则脾失健运，寒湿内生，气机郁滞
- 腹满而吐，食不下→脾虚失运，寒湿中阻，胃失和降
- 口不渴→脾阳失于温煦运化，寒湿内停
- 自利→寒湿下注，水走肠间
- 四肢欠温→脾主四肢，中阳内虚，温煦失职
- 脉沉缓而弱→脾虚气弱，寒湿内阻脉道

【辨证要点】 腹满时痛，自利，口不渴与虚寒症状共见。

（五）少阴病证

少阴病证指伤寒六经病变的后期阶段出现心肾亏虚，全身性阴阳衰惫所表现的证。病邪从阴化寒为少阴寒化证，从阳化热为少阴热化证。

1. 少阴寒化证

少阴寒化证指病邪深入少阴，心肾阳气虚衰，从阴化寒，阴寒独盛的表现。

【病因病机】由素体阳弱，病邪直中少阴；或他经病久渐入少阴，损伤心肾之阳，阳虚阴盛而成。

【证候分析】

无热恶寒→少阴阳气衰微，阴寒独盛，失于温养，故见
但欲寐衰惫之态→心肾阳气衰微，神失所养，故见
四肢厥冷→四肢为诸阳之本，阳衰失于温运，故见
下利清谷，呕不能食，或食入即吐→肾阳虚衰，火不暖土，
脾胃纳运升降失调，故见
身热反不恶寒，或面红如妆→阴寒盛极，格阳于外，虚阳外浮
脉微细甚则欲绝→心肾阳衰，无力鼓动血行

【辨证要点】 无热恶寒、四肢肢厥、下利清谷、脉微细与虚寒症状共见。

2. 少阴热化证

少阴热化证指病邪深入少阴，心肾阴虚，从阳化热所表现的虚弱证。

【证候分析】

口燥咽干→邪入少阴从阳化热，灼耗真阴，不能上承
心烦不得眠→心肾不交，水火失济，水亏则不能上济于心，
心火独亢，心神不宁
咽痛→阴不制阳，虚火循肾经上攻咽喉
舌尖红少津，脉细数→少阴心肾阴虚，虚火内炽

【辨证要点】 心烦失眠、口燥咽干、舌尖红、脉细数与虚热症状共见。

（六）厥阴病证

厥阴病证指疾病发展传变到较后阶段，所出现的阴阳对峙、寒热交错、厥热胜复等表现的证。

【临床表现】消渴，气上撞心，心中疼热，饥而不欲食，食则吐蛔。

【证候分析】

此处所述为上热下寒的症状。

消渴，气上撞心，心中疼热→上热，为胃中有热

饥而不欲食，食则吐蛔→下寒，为肠中有寒

消渴不止→邪入厥阴，阴阳交争，寒热错杂，阳热趋上，灼劫阴津

自觉气上撞心，心中疼热→肝热上逆，上冲胃脘

饥不欲食，强食则吐→阴寒趋下，脾失健运，又肝木之乘，胃失和降，中焦气机逆乱

蛔虫随呕吐而出→上寒下热，蛔虫不安

【辨证要点】 消渴、心中疼热、饥而不欲食与厥证症状共见。

二、六经病证的传变

六经病证循着一定的趋向发展，在一定的条件下发生转变，谓之传变。传变表现为传经、直中、合病、并病四种方式。

1. 传经

病邪从外侵入，由表及里，或正气来复，由里出表，由某一经病证转变为另一经病证，称为传经。

（1）循经传 指按伤寒六经的顺序相传。

（2）越经传 指不按循经传次序，隔一经甚或隔两经相传。

（3）表里传 指六经中互为表里的阴阳两经相传。

2. 直中

凡外感病邪不从阳经传入，而直接侵袭阴经者，称之直中。

3. 合病

凡疾病发病之初，两经或三经的病证同时出现，称之为合病。

4. 并病

疾病凡一经之证未罢，又出现另一经病证，两经病证合并出现，称为并病。

第三节　卫气营血辨证

卫气营血辨证是清代著名的温病学家叶天士创立的一种论治外感病的辨证方法，其根据临床实践把外感病分成四个阶段。这四个阶段是由表入里，逐步深入，病情不断加重，这四个阶段分别为卫分证、气分证、营分证、血分证。

一、辨卫气营血证

（一）卫分证

卫分证常见于外感热病的初期，是温热病邪侵袭肌表，卫气功能失常所表现的证。

【证候分析】

发热重，微恶风寒→温热病邪侵袭肌表，卫气被邪热郁遏
头痛→温热之邪上扰清窍
口干微渴→温热病初起，伤津不甚
舌边尖红，脉浮数→温热在表
咳嗽→温邪犯肺，肺气失宣
咽喉红肿疼痛→温热上灼咽喉，气血壅滞

【辨证要点】　发热、微恶风寒、舌边尖红、脉浮数等与卫分症状共见。

（二）气分证

气分证是温热病邪内传脏腑，正盛邪炽，阳热亢盛的里实热证。

【病因病机】因卫分之邪不解，传入气分，或因温热之邪直入气分，或气分伏热外发，或邪热由营分转出气分所致，常见于外感温热病极期阶段。

【证候分析】

根据温邪侵犯肺、胸膈、肠、胆等脏腑，病变部位因温热、湿热病邪性质的不同，而兼有不同的症状。

$$\begin{cases} 发热恶热\rightarrow邪入气分，里热炽盛，邪正剧争 \\ 汗出\rightarrow邪热蒸腾，迫津外泄 \\ 口渴、尿黄\rightarrow热灼津伤 \\ 舌红苔黄，脉数有力\rightarrow热盛血涌 \end{cases}$$

若温邪犯肺，则：

$$\begin{cases} 咳喘，胸痛，痰黄黏稠\rightarrow热邪壅肺，炼液为痰，肺失清肃 \\ 心烦懊恼，坐卧不安\rightarrow热扰胸膈，心神不宁 \\ 便秘腹胀，痛而拒按\rightarrow热结大肠，腑气不通 \\ 谵语、狂乱\rightarrow热扰心神 \\ 苔黄干燥甚则焦黑起刺，脉沉实\rightarrow燥热内结 \end{cases}$$

若温邪侵犯胆，则：

$$\begin{cases} 口苦咽干\rightarrow热郁胆经，胆气上逆 \\ 胸胁满痛\rightarrow胆气郁滞，经气不利 \\ 心烦\rightarrow胆热扰心 \\ 干呕\rightarrow胆火犯胃，胃失和降 \\ 脉弦数\rightarrow胆经有热 \end{cases}$$

若湿热病邪所致，则：

发热，脘腹痞满，呕恶，便溏，苔腻→湿热交蒸，郁阻气机

【辨证要点】发热、汗出、口渴、舌红苔黄、脉数有力与温热症状共见。身热汗出、脘腹痞满、苔腻与湿热症状共见。再根据兼见症状之不同，进一步判断何脏何腑受病。

（三）营分证

营分证为温热病邪深入阴血，导致动血、动风、耗阴所表现的一类证。病位多在心与心包络，是病情深重阶段。

【病因病机】多因气分邪热传入营分而成，或由卫分证直接传入营分而成，称为"逆传心包"；亦有营阴素亏，初感温热之邪盛，来势凶猛，发病急骤，起病即见营分证者。

【证候分析】

- 身热夜甚→邪热入营，灼伤营阴，夜与入阴之卫阳相搏
- 口不甚渴→邪热蒸腾营阴上潮于口
- 心烦不寐，甚至神昏谵语→热深入营，侵扰心神
- 斑疹隐隐→邪热入营，灼伤血络
- 舌质红绛无苔，脉细数→营分有热，劫伤营阴

【辨证要点】身热夜甚、心烦不寐、舌红绛、脉细数与营分症状共见。

（四）血分证

血分证指温热病邪深入阴血，导致动血、动风、耗阴所表现的证。血分证是温热病发展过程中最为深重的阶段。

血分证病变主要累及心、肝、肾三脏，根据病理改变及受损脏腑的不同，血分证可分为血分实热证和血分虚热证。

1. 血分实热证

指温热病邪深入血分，闭扰心神，迫血妄行，或燔灼肝经所

表现的证。本证多为血分证的前期阶段。

【病因病机】因邪在营分不解，传入血分而成；或气分热炽，劫营伤血，径入血分而成；或素体阴亏，已有伏热内蕴，温热病邪直入血分而成。

【证候分析】

邪热深入血分，病情更加深重。除身热夜甚、心烦不寐等营分证表现之外，还可见：

- 躁扰不宁，或神昏谵语→血热内扰心神
- 斑疹显露、斑色紫黑，或吐血、衄血、便血、尿血等→邪热迫血妄行，溢于脉外
- 四肢抽搐，颈项强直，甚至角弓反张，目睛上视，牙关紧闭→邪热燔灼肝经，炽伤筋脉，引动肝风

【辨证要点】身热夜甚、躁扰神昏、舌质深绛、脉弦数与出血或动风症状共见。

2. 血分虚热证

指血热久羁，耗伤肝肾之阴，以虚热不退，并见机体失养，或虚风内动等所表现的证。本证多为血分证的后期阶段。

【证候分析】

- 持续低热，暮热早凉，五心烦热→邪热久羁，劫灼阴分，余热未清
- 口干咽燥，舌干少苔→伤阴耗液，穷必及肾，上窍失润
- 形体干瘦，脉虚细→形体失于充养
- 神疲耳聋→阴耗精损，不能上充脑髓，神窍失养
- 手足蠕动，甚或瘛疭→肝阴亏损，筋脉失濡，虚风内动

【辨证要点】虚热不退与机体失养，或虚风内动等症状共见。

二、卫气营血证的传变

顺传：从卫分证开始，然后传到气分，然后传到营分，然后再传到血分，按照卫、气、营、血的顺序传变。

逆传：从卫分证直接传到营分证，或者是血分证，称作逆传。这种情况说明邪气较甚，正气较虚，病情比较严重。

第四节　三焦辨证

三焦辨证是清代著名温病学家吴鞠通创立的一种诊治温热病的辨证方法。

一、辨三焦病证

（一）上焦病证

上焦病证指温热病邪侵袭手太阴肺和手厥阴心包所表现的证。

温邪由口鼻而入，鼻通于肺，首先犯肺，所以温病一开始，即出现肺卫受邪的症状。

温邪犯肺以后，它有两种不同的传变趋向：

> 一为"顺传"，即病邪由上焦顺序传入中焦，而出现中焦足阳明胃经的证
> 二为"逆传"，即从手太阴肺卫逆而传入手厥阴心包经，出现"邪陷心包"的证

故上焦病证有"邪犯肺卫""邪热壅肺"与"邪陷心包"的不同。

【证候分析】

邪犯肺卫
- 发热，微恶风寒→邪犯肺卫，肺失宣肃，卫气郁遏
- 汗出→邪热蒸津外泄
- 头痛→温邪上扰清空
- 口渴→肺开窍于鼻，邪居肺卫，肺气失宣，故咳嗽，鼻塞，津伤
- 舌边尖红，脉浮数→温热之邪在表

邪热壅肺
- 但热不寒→邪热已由表入里
- 汗出，烦渴→邪热内盛
- 咳嗽，气喘→邪热入里，热盛肺壅，肺失肃降，气逆于上
- 苔黄，脉数→肺热内盛

邪陷心包
- 神昏，谵语，舌謇→若肺经之邪不解，逆传心包，心神受扰，舌为心窍
- 高热不退→里热壅盛
- 肢厥→邪热内郁，阳气被遏，不达于四末
- 舌质红绛→热灼营阴

（二）中焦病证

中焦病证指温热之邪侵犯中焦脾胃，从燥化或从湿化所表现的证。

温邪从上焦顺传于中焦脾胃，邪入阳明则易化燥伤津，出现阳明的燥热证。邪入太阴则易湿化，而出现太阴脾经的湿热证。故中焦病证有"阳明燥热证"和"太阴湿热证"的不同。

【证候分析】

阳明燥热
- 身热→温热之邪内入阳明，燥热炽盛
- 呼吸气粗→邪热壅盛
- 面红目赤→热性炎上

阳明燥热 {
渴欲饮冷，口燥咽干，唇裂舌焦，小便短赤→热炽津伤
腹满，便秘→胃肠津亏，燥屎内停
神昏谵语→侵扰心神
苔黄燥或焦黑起刺，脉沉实有力→热结津亏之征
}

太阴湿热 {
身热不扬→温热之邪内犯太阴，中焦湿热蕴郁，热蒸于湿，湿郁于肌腠
头身重痛→湿性重着，留于肌腠
胸脘痞闷，泛恶欲呕，大便不爽或溏泄→湿热阻滞于中焦，脾气受困
苔黄腻，脉细而濡数→湿热内蕴之象
}

【辨证要点】阳明燥热，以身热，腹满，便秘，苔黄燥，脉沉实与燥热症状共见；太阴湿热，以身热不扬，脘痞欲呕，头身困重，苔黄腻，脉濡数与湿热症状共见。

（三）下焦病证

下焦病证指温热之邪犯及下焦，以劫夺肝肾之阴为主所表现的证。

温热病邪，久居中焦，燥热消灼下焦阴液，乙癸同源而致肝肾受累，故三焦病证多为肝肾阴伤之证。

【证候分析】

{
身热，手足心热甚于手足背，颧红→肾阴亏耗，虚热内生
神疲→肝肾阴精既耗，神失充养
耳聋→耳失充养
口舌干燥，舌红少苔，脉虚大→阴虚内热之象
手足蠕动，甚或瘛疭→热邪久羁，肾阴被灼，水不涵木，筋失所养，虚风内动
心中憺憺大动→阴虚水亏，虚风内扰
神倦，脉虚，舌绛苔少，甚或时时欲脱→阴精耗竭之象
}

【辨证要点】肾阴亏虚以身热颧红，神倦耳聋与肾阴虚症状共见；肝阴亏虚以手足蠕动、瘛疭，舌绛苔少，脉虚与肝阴症状共见。

二、三焦病证的传变

三焦病证的传变取决于病邪的轻重和机体正气的强弱。病邪盛，或正气虚则传变易发生。传变的主要表现形式如下。

顺传：传变一般多由上焦手太阴肺经开始，继而传入中焦，最后传入下焦，此为"顺传"。提示病邪由浅入深，病情由轻转重。

逆传：指温热病邪由肺卫直接传入手厥阴心包经者，此为"逆传"。说明邪热炽盛，病情重笃。